U0100744

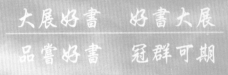

大展好書　好書大展
品嘗好書　冠群可期

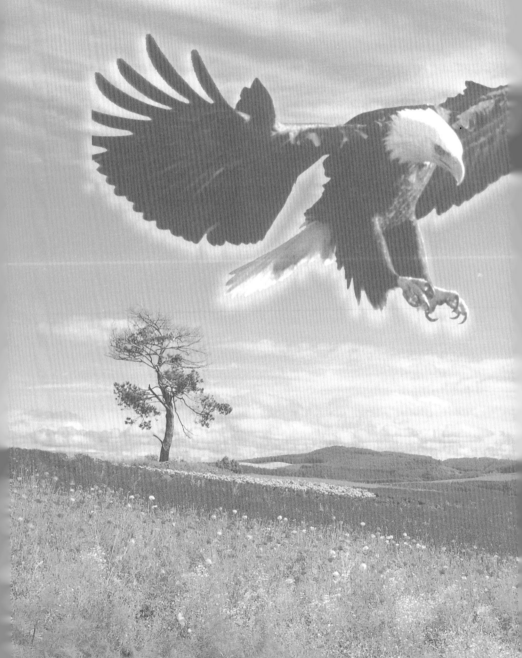

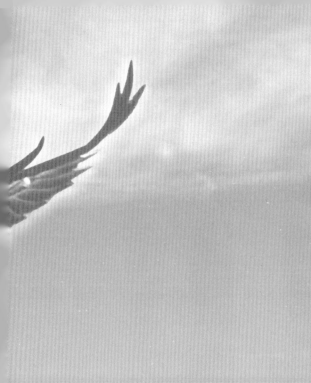

大展好書　好書大展
品嘗好書　冠群可期

養生保健 36

循經通脈健身操

鄧華岳　編著

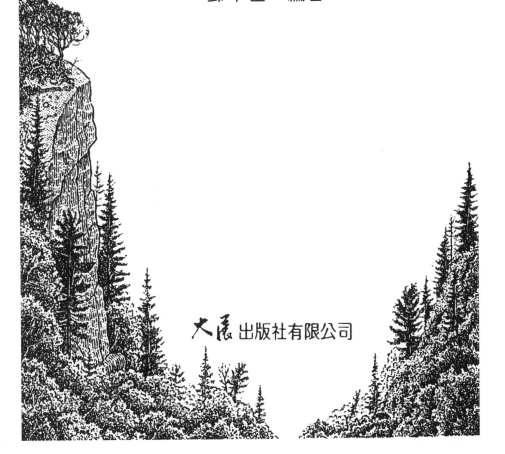

大展出版社有限公司

目　錄

第 1 章

經脈通 氣血行 身體健

　　遠古時代，人們對疾病進行療控是十分困難的。我們的祖先，將實際生活中積累的經驗，總結出系統的經脈理論，繪製出詳細的經絡分佈圖。

　　這個經絡圖實在令人感歎。今人也繪製不出這樣的圖來。我們的祖先，利用經脈理論，對疾病進行療控，這是祖先對醫學的偉大貢獻！

　　就是在科學高度發展的今天，我們的專家，用儀器也只證實了十四經脈，還有奇經八脈中的 6 條、12 經別、12 經筋、15 經絡和細脈等，無法測控、證實。儘管如此，也讓外國人終於承認了經脈理論。

　　現代醫學的發展，使人們淡薄了對經脈的研究。從對經脈的認識、研究等方面來說，今天遠不如古人。這是很大的遺憾。

　　經脈佈滿人體各處，聯絡人體臟腑、器官、孔竅、皮肉、筋骨組織，使人成為一個統一的有機整體。十二正經在 1 天 24 小時行 1 次，1 條經脈循行 2 小時，叫子午流注。經脈是運行全身氣血，聯絡臟腑肢節，溝通上下、左右、內外、前後的通路。

　　實際上，人體經脈是一種網路結構。

　　氣血是構成人體、維持人體生命活動的最基本物質。

它不斷地運動著，具有很強的運動力。

血為氣之母，氣是血之帥。血在脈管中行，其動力就是氣。血中有氣。氣在人體中無處不在，氣能生血、行血、攝血，氣循經脈行。

氣的功能活動，是由經脈的傳導功能，傳導到人體內部的臟腑，外部的皮肉、筋骨的各個部位，即人的身體的各個部位。使身體各個部分實現陰平陽秘，保證了機體的正常生命活動。

當人體內的臟腑或外部的皮肉、筋骨感受病邪或受到各種刺激時，經由經脈的傳導作用，在臟腑或體表反映出來。

經脈的傳導功能，為探病、治病提供了條件。使中醫診斷、探病、針灸、按摩、氣功治療成為可能。以針灸為例，當用針刺激穴位之後，在針刺處有熱、刺、麻、脹等感覺，甚至有傳導到遠處的感覺，這便是針灸中說的「得氣」和「行氣」。而且只有在達到這種感覺之後，針灸才算取得了療效。

這裏強調「得氣」和「行氣」，是因為只有「得氣」了，經脈才有「行氣」的可能。也只有「行氣」，才能促使氣部位（經脈行氣部分）的血液暢通。這種行氣就是中醫學上所說的經脈傳導作用，從而達到扶正去邪，陰陽平復之目的。可見，脈通、氣通，血行，體健。反之，脈不通、氣不通，血不行，體生病。

人體經脈有 20 條，其中十二正經和奇經八脈中的任脈、督脈共 14 條，是人體的主要經脈。任脈總任陰經，督脈總督陽經。由於種種原因和隨著人的年齡增長，經脈會

變得不那麼暢通。各種疾病紛至杳來。因此，當人生病了，吃中藥，以藥通脈治病，這是「藥療」。

針灸、按摩，依靠他人給通脈治病，這是「針按療」而參加各種健身運動，也是通脈治病的一種好方法，這是「自療」。

人們病了，想盡各種方法疏通經脈，以求治病。可見，經脈在人的生命過程中，對人的身體健康起調控作用。

運動能通脈。實際上，一切「動」都能通脈，甚至呼吸也能通脈。這是以前人們沒注意到的。動則經脈通，氣血行，身體健。人體的經脈，是為生命而生，為治病而長。既然經脈與人的每一動作緊密相關，那麼，人體的每一條經脈，都應有與其相應的通脈動作。

但是，要通人體的所有經脈，要求通脈動作十分全面，甚至有些特殊。如果我們能夠找出通每一條經脈的動作，以十四經脈為例，我們設定動作 A，通肺經；動作 B，通大腸經……動作 L，通肝經；動作 U，通督脈；動作 V，通任脈。我們就可以創編出許多通脈健身套路來。

可惜，這個問題至今還未引起人們的注意，期待著人們去研究。如果這個問題得到了解決，在療疾、養生方面，將會有一個飛躍的變化。

現有的健身運動，儘管項目繁多，但是，他們都不是為通脈而編的，其動作與人平時活動的動作差不多，不可能十分周全，只能通部分經脈。即使大家熟悉的，知道其能通脈的，如太極拳、氣功等都一樣。

太極拳（屬動功）、氣功的通脈效果比較好，因為它

們都要求在動作時加意念，配合呼吸。

但是，太極拳動作時，加的意念不是經脈，而是動作的方位，動作著力的部位。因此，太極拳不知道哪一動作通哪一條脈？全套動作能通幾條脈？而氣功的意念是：意守，通××脈。

通××脈，實在太難了。因此，不管是太極拳還是氣功，大多數習練者，在習練時都不加意念，不配合呼吸，其效果如同做普通操。

在健身項目中，氣功的預想效果十分理想，它追求行大、小周天，即任督循行，十二正經循行。但是，由於加意念、想經脈太難。實際上，人們基本上不加意念。因此，真正能行小周天（任督循行）者，人數寥寥；能行大周天（十二正經循行）者，更是鳳毛麟角。

能否找到一種方法，不要用意念，用最簡單的動作，就能通脈？且能通十四經脈？

答案是有的。這就是十四經脈循行法。而其中十二正經循行是關鍵。

十二正經循行，是人為地讓十二正經，按其子午流注順序、方向、路線，用簡單動作，在 1 分鐘內循行 1 次。此外，還有任督循行，三經同行等（三經同行：足三陰經→手三陰經→手三陽經→足三陽經→足三陰經歸丹田）。這些方法是通脈動作之經典、奇葩。

經脈循行法的創編，豐富了通脈健身的動作。

十二正經的循行，能使 40% 的人感受到大部分，以至全部（十二正經）經脈的循行；40% 的人感受到部分經脈循行；20% 的人感覺不明顯。但用於其健身效果是一樣

的。

　　經脈循行法的創編，使經脈不但在醫療方面起作用，在保健養生方面也起作用。使保健養生走向科學時代。

　　儘管我們現在在中醫切脈、配藥方面，以及針灸、按摩方面運用經脈，新近又出現經絡測試儀，經脈循行法（包括整個循經通脈健身法）等對經脈研究的成果。但是，與古人相比較而言，我們有很大的差距。希望由本書的呼籲，能喚起國人對經脈研究的重視。

　　由於人類生存環境的變遷，以及人類廣泛運用現代醫學，使今人在很大程度上忽略了對經脈的研究。抑或隨著人類生存環境的變化，使人類經脈的敏感度變得不那麼敏銳，使今人對經脈研究的深度，受到不小的影響。然而，這些都不成為我們加強對經脈研究的障礙。

　　願今後，在經脈研究方面取得更大成就，並使經脈研究成果真正成為全人類共有的財富。

第2章
循經按摩操

　　循經按摩不但大夫能為病人做，病人也可以自己做，沒有病的人更可以做。做循經按摩可以療疾、康復、保健、養生。

　　所謂循經按摩，就是按經脈走向進行按摩。可以順經脈流注方向按摩。比如手三陰經，是從腋下流向手指，那麼，按摩從腋下向手指方向。反之，也可以逆經脈流注方向按摩，即從手指腹向腋下方向按摩。在實際操作中，有些部位，經脈緊挨在一起，比如手三陰經走手內側，手三陽經走手外側，用手掌一次按摩，三條經脈都能按摩到。但是，足陽經則不行，因為，胃經走體前、腿前，膀胱經走體後、腿後，膽經走體側、腿外側。

　　實際上，按摩包括各種各樣的手法：拍、捏、拿、推、摩、揉、捋、挫、壓……而本書把挨近肌膚運行，稱其為摸，是本操的一種重要手法，亦稱其為導引。本操的循經按摩含有：循經脈走向進行按摩、導引。對起、止穴位，標誌穴位，重要穴位進行按摩、貫氣。

　　由於經脈複雜、難懂、難記，本操為了克服這個困難，特將人體從左到右畫兩條線，將人體分成前、中、後三個部分。每一部分都有四條流注規律一樣的經脈，即手陰經→手陽經→足陽經→足陰經→下一個手陰經是一個循

環，前、後、中三個部分又是一個循環：前經→後經→中經→前經。這就使經脈變得簡單易懂、易記，便於理解、學習。

儘管如此，記憶經脈還是一件困難的事。這裏推薦一種方法：首先記十二經脈起、止穴位，經脈流注方向、路線。再逐條記憶其標誌穴位，重要穴位。而且每一條經脈的穴位，可以分時、分段記憶；記憶經脈和穴位，不一定記名稱，只記其部位，如胃經，只記走胸、腹、腿正面；膻中穴只記兩乳中間，環跳穴記大轉子……

練習時動作不宜過快，全套動作控制在 25 分鐘左右。

本操可以拆開練習。比如，循經按摩部分和關節運動部分分開練。也可以有選擇地練。比如，有胃病者，多做胃經部分；泌尿系統疾患，多做膀胱經、腎經，特別是臍下部位、背部腰眼下等。

預　備

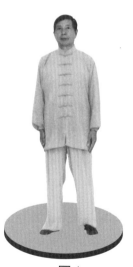

預備包括：放鬆、拉氣、左右旋轉。為循經按摩做準備。

開始前，雙腳平行站立，與肩同寬，雙手自然下垂，微收腹，微含胸，嘴微閉，舌舐上腭，目視近前方，全身放鬆……如圖1。

站好以後，默念下面詞句：

平心靜氣，排除雜念，全身放鬆，經脈暢通……

圖1

第 一 節

1. 放　鬆

放鬆是指手側（頭側、肩、手）、體前、體後。心中默念下面詞句：

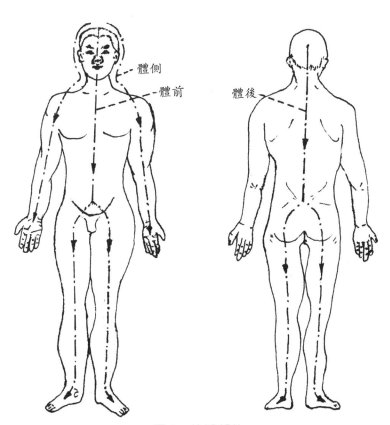

圖2　放鬆部位

手側放鬆：百會、頭側、肩、上臂、前臂、手、手指，鬆……

體前放鬆：百會、臉、胸、腹、大腿前、小腿前、腳背、腳趾，鬆……

體後放鬆：百會、後腦、後背、後腰、大腿後、小腿後、腳後跟、腳底，鬆……（圖2）。

2. 對掌拉氣

雙手上提至腰間、掌心相對，勞宮穴（見圖55）連線與丹田同高，雙手在此高度做開合運動。

打開時，略比體寬，而且整個手臂都張開，前臂不能以肘為軸向外旋轉，要以肩為軸，手臂做開合運動。合時，雙掌相距約10公分。不管開、合，雙掌始終保持平行相對，指尖向前如圖3。

做的時候，心中默念：開…合…開…合……一直念到第十次的開為止。第十次開以後，雙手成側斜舉，接下一個動作。

目的：激發手的勞宮穴（稱之為人之元氣之大門）、手指、下丹田（氣之海）。

注：開合時應有如下感覺

（1）拉開時，拉不開，如雙手間有拉簧之感。

（2）合時，合不攏，如雙手間有壓簧一樣。

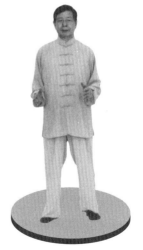

圖3

3. 左右旋轉

上式結束，雙手體側 45°斜舉，指尖斜向外下側，勞宮穴與下丹田同高，略屈肘，身體做左、右旋轉。旋轉過程中，其速度是變化的，即慢 3 次、中 3 次、快 6 次、中 3 次、慢 3 次，共 18 次。轉動時手隨上體轉動，不要擺動。圖 4 為轉動過程中左轉之圖像。最後雙手回歸下丹田（雙手勞宮穴重疊，勞宮穴對準下丹田，捂住。右手在外，女士則相反）如圖 5。

注：勞宮穴　在第三掌骨節後，第三、四掌骨縫中，握拳時，當中指與無名指之間的掌心之中。

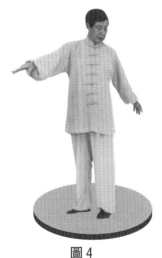

圖 4

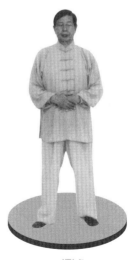

圖 5

循經按摩

經脈是中醫治病的根據。經脈看不見，摸不著。但儀器能測出來，很多人在健身鍛鍊中又能實實在在地感覺得到。因此，在健身活動中，按經脈走向，進行循經按摩、循經導引，可以促使經脈快速暢通，以達到快速顯著的療疾養生效果。

人體有十二正經，奇經八脈，共20條經脈。其中主要為十二正經和任脈、督脈，稱為十四經脈。本操就是以打通十四經脈為主要目的。同時也導引陽蹻、陽維、帶脈、沖脈。本操涉及18條經脈，約90個穴位（人體共365個穴位），做完本操一般能記住40個穴位。

因此，習練本操不只見效特別快速、顯著，而且是全方位的。包括平衡陰陽、調節內分泌、減肥增重、強腎壯陽、平衡血壓、舒肝活血、健脾和胃、美容養顏……

循經按摩內容有：按摩任督脈、中脈導引、按揉穴位、穴位貫氣、按摩手經、按摩足經，共6個部分。

其中心是對任脈、督脈、手經、足經的循經按摩。

什麼是循經按摩？循經按摩是按照經脈流注方向、路線，在經脈表面進行按摩。按摩可以順經脈流向，也可以逆經脈流向。

在本操中的循經按摩，是先進行循經按摩，再進行循經導引，所謂導引是用手掌或手指挨近經脈肌膚運行而過，實際是貼近經脈表層肌膚循經脈流注方向、路線一摸而過。也就是說，本操的循經按摩，是循經按摩加循經導

引。在循經按摩、導引過程中，對標誌穴位、重要穴位進行按揉。

按摩中的一些述語：

拍打　用手掌拍打經脈表面肌膚。以一個手掌距離向前拍打。

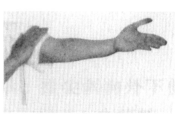

捶打　用拳眼（空拳）捶打經脈表面肌膚。

捏按　用一隻手掌的掌根和指腹端部，分別置於另一隻手的手臂內側和外側的經脈表面，用力捏按。

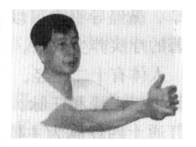

卡按　對手臂內側穴位用拇指端，外側穴位用食指（或中指）端，兩邊同時用力上下卡按。

捋　用一隻手的食指和中指，夾住另一隻手的手指腹與背，從掌指關節用力拉向指端。

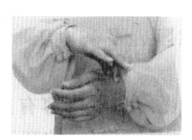

按　用指端或 5 個手指端聚攏在一起，在穴位處用力往裏按。

按揉　上體、腿部穴位，用手指端按壓，繞穴位中點轉圈按揉。

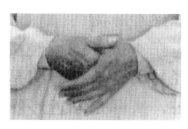

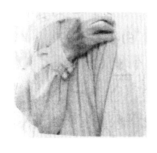

按摩 用手掌按壓經脈表面，並沿經脈路線表面，以一個手掌為距前推後拉。

搓 手掌面稍用力，從另一隻手臂頂端，向手指方向推。或用手掌從胸部上方向腹部下方，用力上下推。

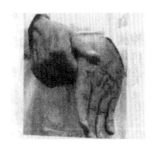

摸 用手掌或手指端，沿經脈表面貼近肌膚運行而過，也就是導引。

注：搓、摸示意圖，同拍打示意圖。

第二節

4. 按摩任督脈

奇經八脈中，任脈、督脈是最主要的。任脈總任陰經，督脈總督陽經。從某種意義上講，只有任脈、督脈通了，才能很好地疏通十二正經。只要任脈、督脈通了，體內好些疾病就能得到緩解、以至痊癒。

任脈是從會陰向前、向上走腹部，經臍、上胸，經膻中，上頸到舌尖。

督脈是從會陰向後、向上往尾閭、脊柱、大椎上頭，

經百會向前，經眉中印堂到上牙齦，如圖6。

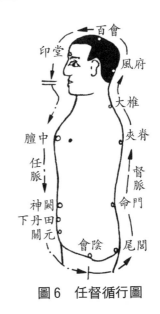

圖6　任督循行圖

按摩任督脈，是對任脈、督脈部位進行按摩，對有關穴位進行開合，對任督脈進行導引。

(1)按摩任脈

① 按摩下丹田

雙手勞宮穴重疊，覆於下丹田，勞宮穴對準下丹田，右手在外（女子相反）做正反轉，按摩下丹田及其周圍。先正轉（順時針）9次，再反轉（逆時針）9次。按摩時用一點兒力。

② 按摩任脈

雙手仍勞宮穴重疊，從下小腹開始，勞宮穴對著任脈，向上按摩任脈到頸前（天突處），再向下按摩到原處（下小腹）。向上正轉（順時針）9次，向下反轉（逆時針）9次。

③ 搓任脈

手勢不變，稍用點兒力雙手由下向上，再由上向下搓任脈9次。

④ 按摩左右腹

左右手分別置於左右腹上，然後分別向外、向上、向內、向下按摩左右腹各9次。再反向按摩各9次。

⑤ 搓左右胸腹

左右手分別搓左右胸腹 9 次。從下小腹到上胸，再從上胸部到下小腹。

(2)按摩督脈

① 捶打腰部督脈

雙手握空拳，拳心向上，拳眼對脊柱，從尾骨處起，捶打脊柱，先左手，後右手，左右交替向上捶打，到手不能再往上為止。然後同法向下捶打。這樣由下向上，再由上向下各 9 次，此為一上一下，共做兩下兩上，共捶打 36 次。

② 按摩腰部督脈

雙掌貼上腰（儘量往上），指尖向下，小指壓督脈（脊柱），左右手小指緊挨著，由上向下按摩到臀部，再由下向上按摩回原處，這樣來回按摩 9 次。

③ 按摩大椎

雙手掌搭在肩背大椎處，左右手輪流按摩大椎穴 9 次（左右手各 9 次）。左手先、右手後。

④ 按摩玉枕

枕骨凸出的地方叫玉枕，耳後凹陷處叫風池。左右手拇指之外其餘四指併攏，壓在玉枕穴上，雙手同時向同側耳後風池穴處按摩，再返回玉枕，共按摩 9 次。實際上是玉枕、風池同時按摩。

⑤ 按摩風府

在大椎上方，雙手五指併攏，指背相靠，如圖 7，指端抵大椎上方，用 10 個指端從大椎上方，向上按摩風府

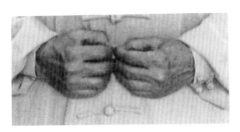

圖 7

（後頸凹槽處）9 次。向上到後腦的平齊處，即凹槽上端。

⑥ 輕點回歸下丹田

雙手仍指背相靠，用 10 個指端點擊經脈，從大椎沿督脈上後腦、過百會、眉中印堂、人中，沿任脈向下，經膻中、中脘、神闕到下丹田，如圖 8，方法是從大椎上方起點擊，然後上提 3～5 公分，向上移動 5 個指距，再點擊、

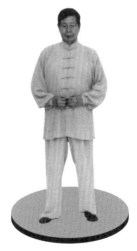

圖 8

再上提……如此一步一步點擊到下丹田。點擊的力度不宜
過大。

(3)導引任脈、督脈

導引任脈、督脈有三個動作，連續做：

①穴位開合

即對穴位進行貫氣、拉開，這些穴位是尾閭、命門、
夾脊、大椎、風府、百會，這是體後穴位；印堂、膻中、
中脘、神闕、下丹田、關元，這是體前穴位。見圖6。

首先對尾閭穴進行開合。雙手從下丹田向兩側拉開，
如圖9。然後向尾閭合攏（貫氣），過程中手指略為彎
曲，到尾閭時，雙手指背相靠，手型如圖7，指端抵尾
閭，如圖10。稍做停留，雙手向兩側拉開，拉開到手指伸
直，指端與尾閭同高，如圖11。拉開時，讓穴位打開，讓

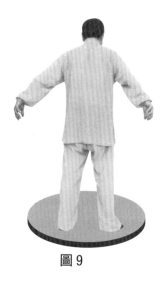

圖9

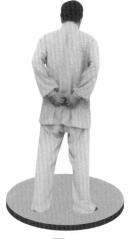

圖10

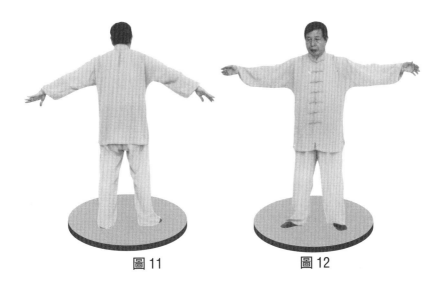

圖 11　　　　　　　　　　圖 12

體內的病氣、濁氣從尾閭穴排出。

依次做命門、夾脊、大椎、風府、百會等穴位。

注：穴位開合到百會，雙手在百會指背相靠時如頭部不適，請將手置頭上方或兩側。

以上是做體後穴位。做體前穴位時，身體要前彎、後仰。體前穴位是：印堂、膻中、中脘、神闕、下丹田、關元等穴。從印堂穴開始。

下面以膻中穴為例，說明體前穴開合的做法：

做完印堂穴拉開後，手在側面與印堂同高，如圖 12。接著雙手向膻中合攏（貫氣），其間指關節、肘關節彎曲，上體前彎，彎腰時，從大椎關節開始，依次向下到尾骨處；而雙手指背相靠，指端抵膻中穴，如圖 13。稍待片刻，雙手向兩側平拉開，即將拉開到體側時，手指伸直，如圖 14。把該穴位附近體內病氣、濁氣排出體外。在拉開

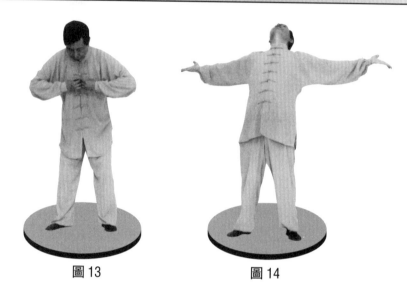

圖 13　　　　　　　　　圖 14

過程中，上體伸直，後仰。伸直、後仰時讓尾骨先動，依次向上，最後是頸椎。

也就是說，前彎腰時，讓脊柱關節從頸椎開始，依次向下一節一節地彎，最後到達尾骨。而伸直、後仰時相反，讓脊柱關節，從尾骨開始，一節一節地向上做反向運動。最後到達頸椎。

②任督導引

雙手指背相靠，指端抵下丹田，見圖 8。沿任脈下摸，到襠下後伸直，如圖 15。轉身後，在尾閭處雙手指背相靠，指端抵尾閭，如圖 16。沿督脈（脊柱）上摸到手不能再向上為止，過腋經胸、肩到大椎，雙手仍指背相靠，指端抵大椎，如圖 17。沿督脈上摸，過頂經百會，如圖 18。到前額，經眉中印堂、人中；沿任脈下摸，經雙乳中間膻中、中脘、神闕、回到下丹田。手落體側，復位如圖 15，

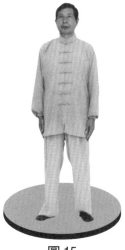

圖 15

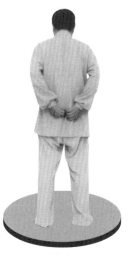

圖 16

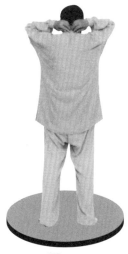

圖 17

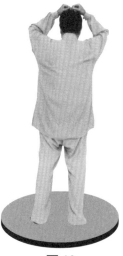

圖 18

但手要放鬆。

注：任督導引　做到雙手在大椎處，指背相靠，上摸、過頂，經百會時，如頭部不適，請將雙手從耳旁或頸側經過，到頸前（天突穴）再指背相靠，其餘按文中所述。

③深呼吸

口鼻吸氣，鼓肚子，吸滿後略停片刻，口呼氣，癟肚子。

以上①②③動作按順序連續完成算 1 次，共做 3 次。也可以多做。

目的：疏通任脈、督脈；調理臟、腑，練腰、肩周；對呼吸、泌尿系統等有調理作用。

第 三 節

5. 通中脈

中脈是百會、會陰之連線，見圖 6，在中醫書中沒有此脈。在密宗書中常常能看到。中脈的疏通對整個十二經脈疏通，有良好的促進作用。

通中脈的方法是：雙腳開立，以百會、會陰為軸，意想氣做正（向右、順時針）、反（向左、逆時針）轉。正、反轉各 9 次。

轉動時身體不動，全身放鬆，眼睛微閉。

初學者可能轉不動，或感覺不到轉動。可以使身體稍為轉動以助之。

動作時，默念（數）：

正轉：1、2、3、4、5、6、7、8、9。

反轉：1、2、3、4、5、6、7、8、9。

反轉念完以後，默念「停」。稍停片刻，接下面動作。

> 目的：打通中脈，帶脈（腰帶處）。
> 效果：經十二經脈疏通。

6. 按揉穴位

人體的十二正經，有 24 個起止點穴位。它們分佈在手指、腳趾、臉部、胸部，對這些穴位的按揉，對疏通經脈能起重要作用。本操對其中臉部、胸部、手指、腳趾部位的穴位進行按揉、貫氣。

具體做法分述如下：

(1) 臉　部

臉部穴位按揉是左右同時進行。左手按揉左臉，右手按揉右臉。食指腹壓在中指背甲處，用中指指腹端壓在穴位上方，轉小圈 6 次。

按揉順序是：絲竹空、瞳子髎、聽宮、迎香、承泣、睛明，如圖 19。然後，雙手中指按揉眉中印堂 6 次，最後雙手中指沿督脈、任脈下沉，歸下丹田。手落體側。

圖 20 是按揉絲竹空穴示意圖。

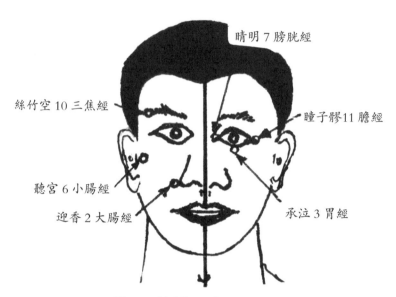

圖 19　臉部經脈起止穴位圖

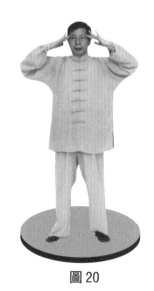

圖 20

(2)胸　部

胸部穴位按揉是先用右手按揉左胸,然後左手按揉右胸。

五指併攏,中指腹末節端點為主要著力點。壓在穴位上方,轉小圓圈6次。

按揉順序是:俞府、中府、天池、極泉、大包、期門,如圖21。

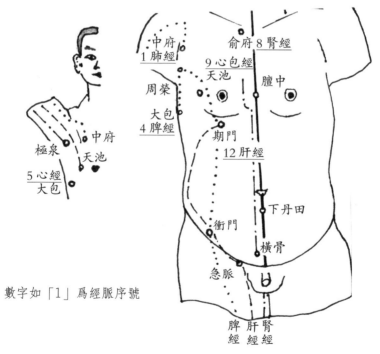

數字如「1」為經脈序號

圖21　胸部經脈起止穴位圖

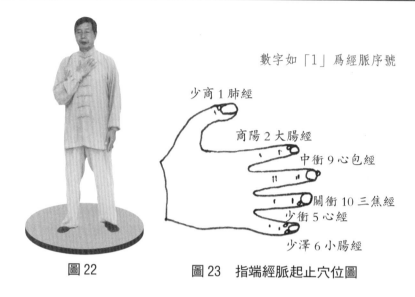

數字如「1」為經脈序號

少商 1 肺經
商陽 2 大腸經
中衝 9 心包經
關衝 10 三焦經
少衝 5 心經
少澤 6 小腸經

圖 22　　　　　圖 23　指端經脈起止穴位圖

右手按揉左胸時，左手自然下垂。圖 22 是按揉左俞府穴示意。右手按完左胸穴位後，自然下垂，換左手按揉右胸穴。

左手按揉右胸穴完畢後，接著右手按揉左手手指穴位。

(3)手指部分

右手先按左手穴位，然後，左手按右手穴位。如圖 23。方法如圖 24，依次按壓 6 次。也可以左、右手抖動 6 次。

由於中衝穴在中指端中點，按揉方法有所不同。方法如圖 25 按壓 6 次。

按揉手指部分穴位的順序是：少商（拇指），商陽（食指），中衝（中指），關衝（無名指），少衝、少澤（小指）。

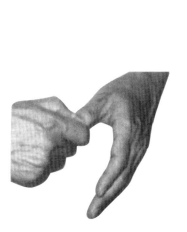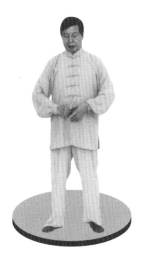

圖 24

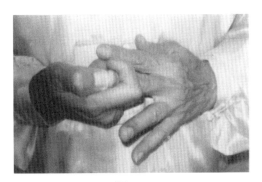

圖 25

左手按揉完畢，換右手（參閱圖 23）。

7. 穴位貫氣

對十二正經 24 個起止點穴位進行貫氣。

(1)臉部、胸部貫氣

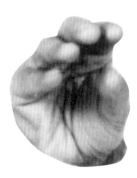

臉部、胸部貫氣,手型如圖
26。方法是左手貫左側部位,右
手貫右側部位,兩側對應,同時
進行。貫氣方法是五指圍成中
空,對準穴位,然後五指聚攏,
使中空面積變小,隨即放開,復
原,這樣一收一放算 1 次。每個
穴位如此做 6 次。

圖 26　貫氣手型

貫氣的順序如下:

迎香—承泣—睛明—絲竹空—瞳子髎—聽宮—參閱圖
19、27。

俞府—中府—天池—極泉—大包—期門—參閱圖 21、
28。

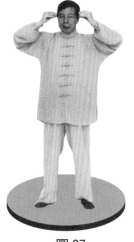

圖 27

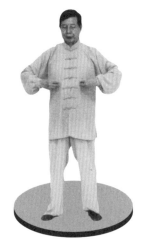

圖 28

(2)手指穴位貫氣

手指部分穴位採用指掌相貫的辦法，如圖 29、30、31。

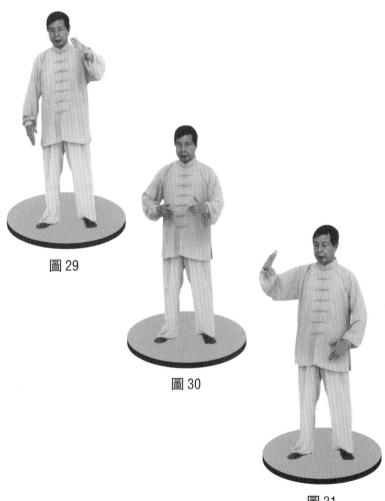

圖 29

圖 30

圖 31

在胸部穴位貫氣到期門穴後，雙手變掌，右手落在右腹前（靠近腹）；左手舉在左胸前（遠離胸），如圖 29。右手指 45°指向左前外方，左手指 45°指向右前外方。右手掌垂直延長面與左手掌垂直面相交，交線通過左手勞宮穴。

右手上提至胸前（近胸），左手下落腹前（遠離腹）。在此運動過程中，如圖 30，雙手相交，右手指正好垂直指向左手勞宮穴。就在這個地方，右手指對左勞宮穴貫氣。反之，左勞宮對右手指貫氣。右上、左下以後，右手掌前移，使其遠離右胸，左手掌後移，使其貼近左腹，如圖 31。

以上動作，完成上下（或下上）為一個循環，要求完成 6 個循環，即 6 上 6 下。之後雙手下按大腿前，掌心向下，並對著腳趾，指尖向前，接下一個動作。

(3)足部穴位貫氣

手指穴位貫氣完畢後，雙手臂伸直，手掌下按於腳趾上方。掌成水平對著腳面。貫氣的方法是：使手掌向後（即對腳趾、腳底穴位貫氣）、向外、向前、向內，做水平面的揉球運動。千萬不能向後變低，向前變高。做成扭曲面。

一共做 9 次。9 次畢，接做按摩手經。參閱圖 32、33。

目的：為打通十二經脈做準備。

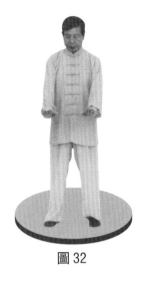

圖 32

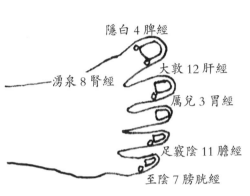

隱白 4 脾經

大敦 12 肝經

湧泉 8 腎經

厲兌 3 胃經

足竅陰 11 膽經

至陰 7 膀胱經

圖 33　足經趾端起止穴位圖

第 四 節

8. 按摩手經

手經有手三陰經、手三陽經。

手三陰經是：肺經、心經、心包經，從肩窩、胸側、腋下走手內側到手指端。

手三陽經是：大腸經、小腸經、三焦經。從手指端走手外側，經肩、頸到臉部。

我們把手經按摩分成三部分：

拍捏摩搓，捋指扠穴，導引。

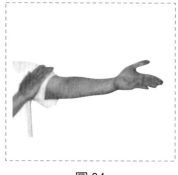

圖 34

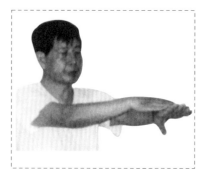

圖 35

(1)拍捏摩搓

① 拍打：拍打手內側、手外側。

左臂前平舉，掌心向上。右手從左肩窩起，拍打左手內側，如圖 34，直到手指。左手轉掌心向下，右手從左手指背起，如圖 35，拍打左手外側，直到左肩峰。

內、外各拍打 9 次。

② 捏按：捏按手前經、手後經、手中經。

左臂前平舉，掌心向右，右手在左肩端與上臂之間，右手掌根壓在左臂內側前緣；四指併攏，指端抵在左臂外側前緣，謂之前經。即內側為肺經和外側為大腸經，如圖 36，並參閱圖 54 點線所示。裏外用力捏按片刻即放鬆，向前移動四指距離，再用力捏按……如此直捏到食指部位。

拇指腹末節壓左臂內側後緣，四指腹端壓左手外側後緣，稱之為後經，內側為心經，外側為小腸經。從小指開始，裏外用力捏按左手後緣，直捏到腋下，如圖 37（參閱圖 54 點畫線所示部分）。

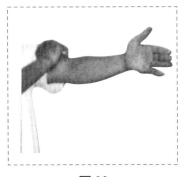

圖 36

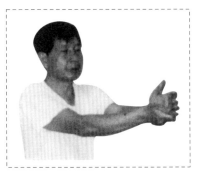

圖 37

左手掌心向上，右手拇
指壓左臂內側正中，四指腹
端壓左臂外側正中，此為中
經。內側為心包經，外側為
三焦經。從腋下開始，裏外
用力，捏按到手掌勞宮穴，
從此處起，用捋的方法，捋
到中指端。即裏外用力，並
向中指端推。如圖 38（參
閱圖 54 虛線所示部分）。

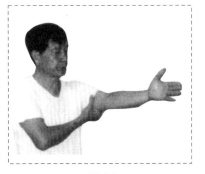

圖 38

③ 按摩：按摩手內側、手外側。

左臂側前平舉，掌心斜向右上方。右手從左臂腋下開
始，用手掌按摩左臂內側到指端。方法是右手掌從左臂內
側腋下起，按摩左手內側 2 個掌距離，然後返回 1 個半掌
距離，再往下按摩 2 個掌距離，又返回 1 個半掌距離……
如此反覆，一直按摩到指端。然後左手轉掌心向下，右手
從左手指端起，用按摩左手內側方法，按摩左手外側，直

到左肩峰。

④搓：搓手內側、手外側。

左臂左前平舉，掌心向上。右手掌貼左臂內側，從左腋開始，壓推左臂內側到指腹端。再返回重推。共3次，這就謂之搓。左手轉掌心向下。用搓左手內側的方法，右手從左手指背起，搓左手外側到肩端。共搓3次。

之後換右手。

(2)捋指扠穴

① 捋手指

屈肘左手置胸口，右手拇指緊貼左手拇指掌指關節部位，右手四指併攏，指腹緊貼左手拇指指腹，上、下稍用力捏，再往左手拇指端拉，稱之為捋。圖39是捋拇指示意。其餘指捋法同。

② 扠按穴位

左手在體前，右手拇指腹端壓在左手第二掌骨45°斜面上，右手四指腹抵在左手拇指內側，握住拇指，如圖40。

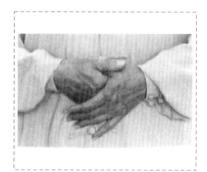

圖39

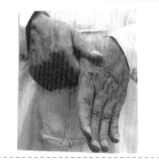

圖40

右手拇指前推後拉第二掌骨斜面 6 次。

　　右手拇指腹端抵左手虎口合谷，食指在下面托住，稍用力按壓合谷 6 次（也可轉圈按揉。）

　　右手移至左腕上方，拇指在內，食指在外，扠按腕橫紋內外上緣的太淵、陽谿 6 次，如圖 41、54。右手移至左手腕下方，拇指在上，食指在下。用同樣方法，扠按下列穴位：腕橫紋內外中間上 2 寸的內關、外關，如圖 42、23，腕橫紋內外下緣的神門、陽谷，如圖 43、54；肘紋內外下緣的少海、小海；肘紋內外中間的曲澤、天井，如圖 44、

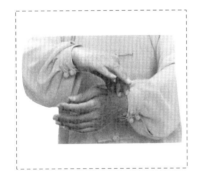

圖 41

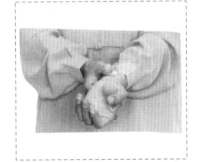

圖 42

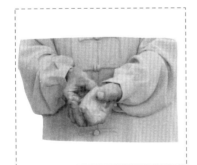

圖 43

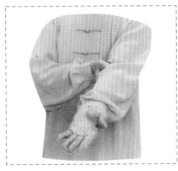

圖 44

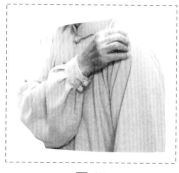

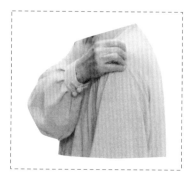

圖 45　　　　　　　　　　圖 46

54；扠按肘紋內外上緣的尺澤、曲池。

　　右手中指按揉肩端肩髃穴（圖 45），肩髎穴（圖46），臑俞穴（肩髎穴下 1 寸略往裏約 1 寸，肩胛骨、肩峰突起之後凹陷處）。按揉時，手指轉圈（或抖動）6次。手部穴位參閱圖 54。

　　之後左手做右手的捋指扠穴。

　　右手的捋指扠穴之後，做導引。

(3)導引（摸）

　　前面的（1）（2）為下面的導引做了準備。這裏說的導引是用手掌經經脈表面肌膚運行，也叫摸。它是利用手掌之氣，去疏通被阻塞了的經脈，使經氣隨手的運動而循經運行。

　　手三陰經是從腋下經手內側到手指，手三陽經是從手指背起，經手臂外側、上肩、頸到臉部。導引是順經脈流注方向運行。因此，導引應這樣進行：

　　左手左前側平舉，掌心向下，與肩平，右手掌從左腋

下起（如圖 47），摸左臂內側到手指端，如圖 48。這個過程中，左肩向後收，右肩向前挺。

　　右手掌繞過左手指端，翻轉至左手指背上，掌心向下，如圖 49。右手摸左臂外側、肩、左臉，如圖 50。至鼻

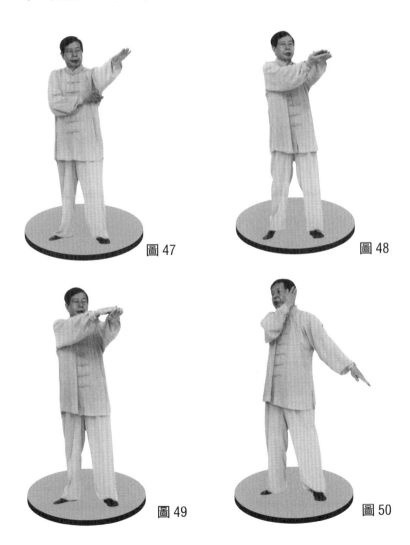

圖 47　　　　　　　　　　　　圖 48

圖 49　　　　　　　　　　　　圖 50

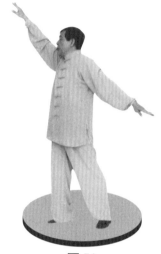

圖 51

尖後（在這個過程中，左肩向前挺，右肩向後收），右手
向右前（45°角）上方斜上舉指天，掌心斜向右前外下方；
左手向左後下方斜指地，掌心斜向裏，如圖 51。然後雙手
抖三抖。

　　目的：本節目的是激發手三陰經、手三陽經快速
暢通。
　　效果：手三陰經主治胸、肺、心、胃、喉、神
志、手、手指等疾。

　　換向：左手導引右手。動作同，方向相反。
　　左、右各做 3 次。
　　手三陽經主治頭、面、眼、鼻、口、齒、喉、熱、神
志、手、手指等疾。

穴位參閱圖 54。

　　注：如果在導引時加上手印六字訣，可以有目的地治療某種疾病。例如：清肺、調心、調理三焦等。

　　下面分別敘述各自的做法：

　　① 清　肺

　　左臂左前側平舉，掌心斜向右上方，右手按揉左肩窩中府穴，左手食指第三節指腹壓拇指外側少商穴，右手摸左手內側，只要右手開始摸左手內側，左手食指就不再壓拇指少商穴，恢復自然狀態。當右手摸到左手掌或左手拇指後，右手向左前外甩。

　　或者右手四指端，抵左肩窩中府穴，沿圖 54 左手虛線部位，即內側前緣運行，直到左手拇指外側少商穴。到少商穴時，手向前外甩。

　　甩手時可念（或默念）sì（「呬」音）。參閱第二章經脈循行操的前經循行。

　　在摸的過程中，左肩後收，右肩前挺，以方便動作。

　　換向：右手動作同左手，方向相反。

　　做的次數隨意。3 次或 6 次都可。

　　② 調　心

　　左臂左前側平舉，掌心向下，右手按左天池穴、極泉指甲後穴（見圖 21），左手拇指壓小指內側少衝穴，中指端中衝穴抵在拇指背、關節內側，如圖 52。右手掌從左腋下開始，摸左臂內側（右手

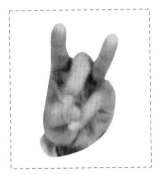

圖 52

一旦開始摸左臂內側，拇指即放開對小指的按壓，中指也不再抵在拇指關節上）。當右手摸到左手掌後，向前外甩。同時念（或默念）「hē」（與「呵」同音）。參閱第二章經脈循行操的後經循行。

在摸的過程中左肩後收，右肩前挺，以方便動作。

換向：右手動作同左手，方向相反。

動作次數：3 次或 6 次，甚至更多。

③ 調理三焦

左臂左前側平舉，掌心向下，左手拇指壓無名指關衝穴。右手掌從左手指端起，摸左臂外側、肩、耳、左臉、鼻尖（或右手五指併攏，指端抵左手無名指背，並沿圖 54 虛線部位運行，上肩、頸側、耳後到眉毛外端的絲竹空穴），右手向右前上方斜上舉指天，掌心斜向右前下方，左手在左後下方斜指地，掌心斜向內下。雙手抖 3 次。

當右手向右前上，左手向左後下時，念（或默念）xī（嘻）。直到雙手抖手完畢。參閱第二章經脈循行操的中經循行。

在摸的過程中，左肩向左挺，右肩向右後收，以方便動作。

換向：右手動作同左手，方向相反。參閱圖 53、圖 54。

動作次數：3 次或 6 次或更多。

注：手指穴位內外側以中指中線為準，近中線一側為內側，遠離中線一側為外側。

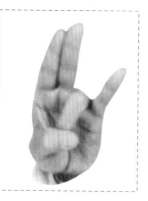

圖 53

數字如「1」爲經脈序號

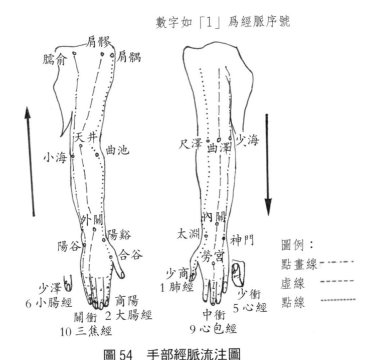

圖 54　手部經脈流注圖

第 五 節

9. 按摩足經

　　按摩足經，首先把人體分成前、後、中三部分。這裏講的是足經，所以，前面部分是足前經，後面部分是足後經，中間部分是足中經，參閱圖 55。按摩就按這三個部分先後進行。

　　足經佈滿了人體除手部以外的全身。參閱表 1、表 2。

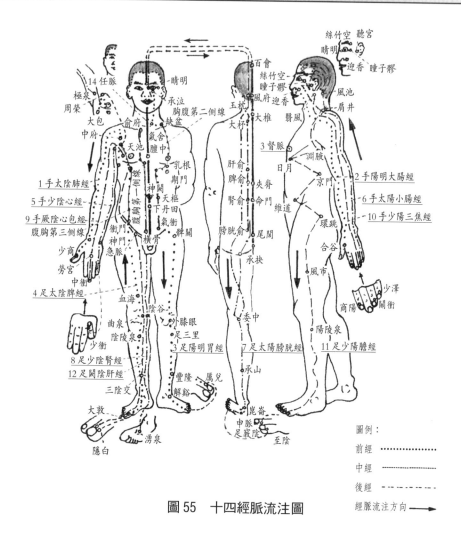

圖55　十四經脈流注圖

在表2中，足經是右側部分，它們是：

前經：胃經、脾經。

後經：膀胱經、腎經。

中經：膽經、肝經。

用中醫經脈理論，循經按摩手法實施按摩。

按摩實際上包括按摩、導引。先按摩、後導引。而且先足陽經，由上而下；後足陰經，由下而上。

按　摩

足陽經：由上而下，先用中指端按揉起點穴位（在眼睛周圍）3 下。然後將手指指腹抵在經脈上，稍用力前摩 10 公分退回 6 公分又前摩 10 公分又退回 6 公分，這樣一段一段往下摩，或者是穴位之間按摩。途經文中提到的重點穴位，標誌穴位，以中指為中心，按揉 3 下。到腳腕前，不再往腳趾方向摩。

文中經脈、穴位，不再詳細描述其位置，只用一些大眾易理解的語言，主要參考圖示位置。穴位點按揉時，有明顯感覺異樣的地方即是。

足陰經：由腳腕處穴位起，由下向上摩。直到足陰經終點穴位（在胸部、胸側）。方法同足陽經。

導　引

足陽經：從上向下，導引時注意一下手形。向起點穴位貫氣，貫氣時，手型見圖 26。手型中空由大變小，由大到小連貫動作，共 3 次即可。然後將 5 個指端靠近成「一」字見圖 7。讓「一」字抵在經脈上（或貼近經脈），循經脈流注方向、路線，一摸而過。在重要穴位、標誌穴位略停片刻（或按揉 3 下）。到終點穴位，手掌伸直、下垂，指尖向經脈，朝腳趾穴位前甩（稍用力，快速離開）。導引對經脈起疏通作用。

足陰經：對起點穴位貫氣，方法同上。但不按揉穴位，只讓所有腳趾動一動。其方法是：腳趾蹺起、下落，連起

來做 3 次。這樣腳趾動一動、手指抖一抖,活動關節,改善微循環,疏通經脈,還可預防老年手顫抖。

對足陰經的導引,方法同足陽經導引。但是到達終點穴位時,甩手方法不同。因為足陰經終點穴位在胸,或胸側,當導引手到達終點穴位時,手指由「‧」字型變成貫氣手型,圖 26,中空較大,對準穴位,然後向外拉。手拉出 5～10 公分距離過程中,手型由大變小,然後完全張開,手臂繼續外展,動作如同手抓一把米,然後撒開。

下面分別介紹足前經、足後經、足中經的按摩、導引。

(1)按摩足前經

足前經是胃經、脾經。參閱圖 56。

胃經走胸腹第二側線、腿正面,到足二趾。由上到下,走陽面,是陽經。

脾經走腿內側前緣,腹胸外側(腹胸第三側線),胸側。由下到上,走陰面,是陰經。

① 按　摩

【胃經】雙手中指分別按揉左、右眼眶下緣正中的承泣穴。沿臉下摩,過頸到鎖骨內側端點,按氣舍穴,沿鎖骨外摩到鎖骨上緣、乳頭上方,按缺盆穴。沿胸腹第二側線(從缺盆穴到氣衝穴)下摩(朝乳頭下摩)過乳頭,到乳頭下方,乳房拐彎處,按乳根。向裏拐,摩到胸口(任脈旁 2 寸),按不容穴。從不容穴直下摩,到臍旁天樞穴,五指端圍成圓,按壓天樞穴 3～6 秒。繼續下摩到腹股溝上方,按氣衝穴。

向外摩至大腿正面、按脾關穴(臀部凹陷處的大轉

子——環跳穴的水平線，與大腿正面最高點之交點）。從
脾關穴下摩到膝部，按外膝眼穴。返回脾關穴，四指在
外，拇指在內，捏大腿正面至膝。

　再返回脾關穴，從脾關穴到膝部，搓 3 個來回（搓的

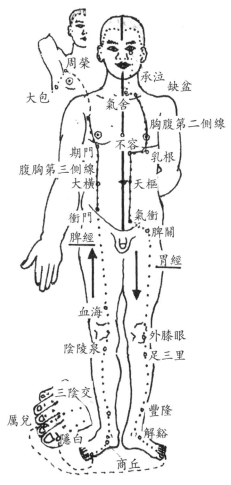

圖 56　足前經：脾經 ◀—— 胃經

方法同手經）。3 次後，按足三里（膝下 3 寸，脛骨與腓骨縫間）。沿小腿下摩，按豐隆穴（膝與腕 1/2 處，腓骨外側），到腳腕正面，按解谿穴（從此處，經腳背到足二趾內側趾甲後的厲兌穴不按摩）。

【脾經】雙手按揉內腳踝前下方的商丘穴。上摩，經內腳踝，按三陰交穴（內腳眼上 3 寸，脛骨後緣），沿小腿內側前緣上摩，按膝下陰陵泉穴（脛骨內踝下緣，脛骨內側凹陷處）。

經膝，按血海穴（膝上方 2 寸，大腿內側前緣，屈膝時，凸起之處）。沿大腿內側前緣上摩，到腹股溝，按揉其外端上緣，曲骨旁 3 寸的衝門穴。從衝門穴朝乳房下的期門穴摩，按揉帶脈處的大橫穴，經期門穴，繞乳外上摩，到肩窩中府穴下，按揉周榮穴。轉手指背抵肌膚，朝胸側大包穴摩 3 次。

②導　引

【胃經】雙手向承泣穴貫氣，按承泣穴，如圖 57。沿面部向下，按氣舍穴、缺盆穴，如圖 58。沿胸腹第二側線下摸，過乳頭，按乳根，往胸口處拐，按不容穴、天樞穴、氣衝穴，如圖 59。外拐至腿正面，按脾關穴，如圖 60。從脾關穴一直向下摸，至膝部，按外膝眼，足三里穴，手型如圖 61。沿小腿正面下

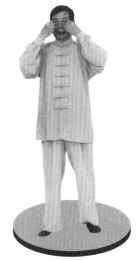

圖 57

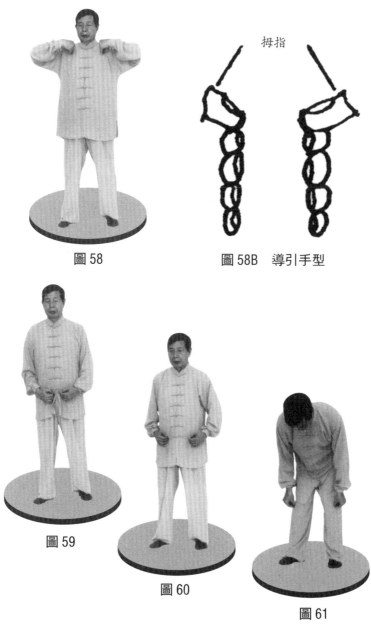

拇指

圖 58　　　　　　　　　圖 58B　導引手型

圖 59

圖 60

圖 61

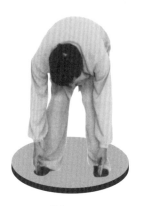
圖 62

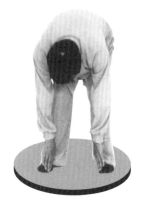
圖 63

摸，按豐隆穴、解谿穴。朝足二趾厲兌穴前甩，如圖62。

【脾經】雙手向足大趾外側趾甲後隱白穴貫氣，如圖63，腳趾動一動。向後摸腳內側，按商丘穴，沿小腿內側上摸，經三陰交，走小腿內側前緣，經膝下陰陵泉穴，膝上2寸的血海穴。沿大腿內側前緣上摸，到腹股溝外端上緣，按衝門穴，如圖64。

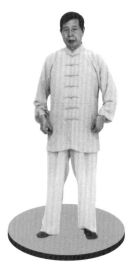
圖 64

朝乳下期門穴摸，經大橫穴、期門穴、走乳外，向上摸至肩窩下端周榮，如圖65。用指背抵肌膚，經胸側，至大包穴，如圖66。雙手側外甩。甩手時手型見圖26。甩手時可念（或默念）hū（呼）。可以調理脾臟，促脾經疏通。

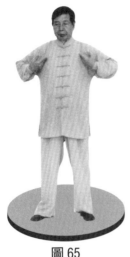 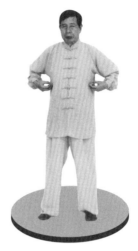

圖 65　　　　　　　　　圖 66

　　注：腳趾內、外側部位以中趾爲準，離中趾近的一側爲內側。離中趾遠的一側爲外側。

> 　　目的：用按摩、導引經脈、穴位的方法，激發胃經、脾經氣血暢通。
>
> 　　效果：
>
> 　　胃經，主治頭、面、齒、咽喉、熱性病、腸胃病及經脈體表部位疾患。
>
> 　　脾經，主治臍、腹、胃、腸、泌尿系統、生殖系統、脾臟及經脈體表部位疾患。

(2)按摩足後經

　　足後經是膀胱經、腎經。參閱圖 67。

　　膀胱經走體後，腿後面，至足小趾。由上至下，走陽

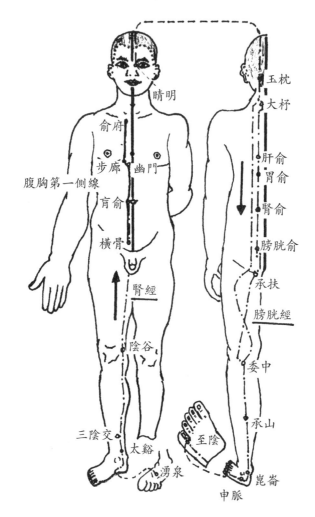

睛明

俞府

步廊　幽門

腹胸第一側線

肓俞

橫骨

腎經

陰谷

三陰交

太谿

湧泉

玉枕

大杼

肝俞

胃俞

腎俞

膀胱俞

承扶

膀胱經

委中

承山

至陰

崑崙

申脈

圖 67　足後經：腎經 ← 膀胱經

面，是陽經。

　　腎經走腿內側後緣，腹胸內側（腹胸第一側線）。由下到上，走陰面，是陰經。

①按　摩

【膀胱經】雙手中指按揉內眼角睛明穴，五指排成「一」字，用指端按壓前額，頭部至後腦，按揉玉枕穴，向下按壓大椎旁大杼穴。轉至後背，雙手儘量向上，五指仍排成「一」字，在脊柱旁 1.5 寸，「一」字與脊柱（督脈）平行，從上向下按壓膀胱經，直至尾閭旁。再從上向下，用指腹摩 3 下。

按摩臀部，按揉承扶穴（臀部橫紋中點）。從承扶穴起，按摩腿後面至腳後跟。在膝窩中心按揉委中穴，按揉小腿橫紋中心承山穴。中指按揉外腳踝後的崑崙穴，食指按揉外腳踝下面的申脈穴（從申脈穴經腳外側，至足小趾外側趾甲後至陰穴，不按摩）。

【腎經】雙手中指分別按揉左、右內腳眼後上方的太谿穴，沿腿內側後緣上摩，在膝部按揉陰谷穴（膝內側橫紋後緣）。

直到大腿根部，轉下小腹恥骨聯合上際，曲骨（任脈）旁 0.5 寸處的橫骨，沿任脈旁 0.5 寸上摩到胸口（幽門穴），在臍旁按揉肓俞穴、胸口幽門穴，外拐至任脈旁 2 寸，按揉步廊穴。從步廊穴直上摩到天突外下方俞府穴（從橫骨到俞府稱腹胸第一側線）。

②導　引

【膀胱經】雙手向內眼角貫氣，按睛明穴，如圖 68。保持雙手指距，五指併攏為「一」字，指端抵經脈表面，摸額、上頭、過頂、下後腦，按玉枕、大杼穴。如圖 69。轉身後，2、3、4、5 指併成「一」字，抵脊柱旁 1.5 寸、膀胱經的裏線；拇指自然張開約 1.5 寸，抵膀胱經外線。

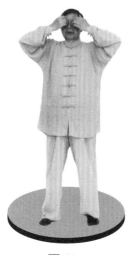

圖 68

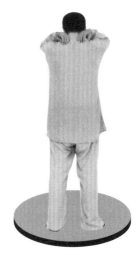

圖 69

雙手垂直下摸，按肝俞穴，如圖
70。按腎俞、膀胱俞，如圖 71
（穴位位置不一定準確，按到別
的穴位也可以）。經臀部，按承
扶穴。沿大腿後面正中下摸，按
膝窩委中穴，如圖 72。

　　五指併成「一」字，拇指向
下，指端抵肌膚表面，沿小腿後
面正中下摸，按承山穴，中指按
崑崙穴，食指按申脈穴，摸腳背
外側，朝足小趾至陰穴前甩，如
圖 73。

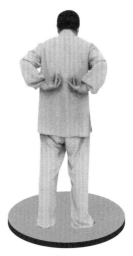

圖 70

　　【腎經】雙手向湧泉穴（從腳背向下）貫氣，如圖
74，腳趾動一動。五指併攏，摸腳內側，內腳眼下面、後

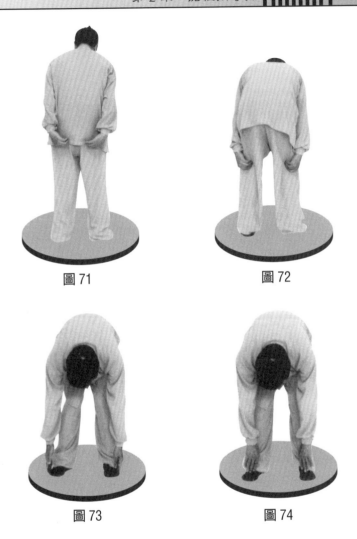

圖 71　　　　　　　　圖 72

圖 73　　　　　　　　圖 74

　　面，按太谿穴、三陰交穴。摸小腿內側後緣上行（拇指在
上），按膝部陰谷穴。摸大腿內側後緣，至大腿根部。

　　　雙手從大腿根部轉體前、小腹下方，按橫骨穴，如圖
75。沿任脈旁 0.5 寸上摸，按肓俞穴、至胸口，按幽門

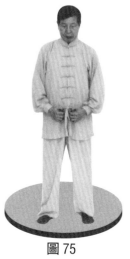

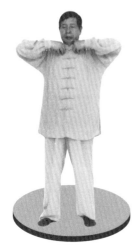

圖 75　　　　　　　　　　圖 76

穴。外拐至任脈旁 2 寸，按步廊穴，上摸到天突穴外下方
俞府穴，如圖 76。雙手前上甩。甩手時可念（或默念）
chuī（吹），能調理腎臟，促腎經疏通。

做 3 次，也可以多做。

目的：用按摩、導引經脈、穴位，以激發膀胱
經、腎經快速暢通。

效果：

膀胱經，主治尿道、頭、面、鼻、瘧、痔、項、
背、腰、骶、臀部、下肢後側、足小趾不能運動等。

腎經，主治生殖病、喘咳、面部發黑、心、腹、
頭、目、喉、水腫、足心發熱、腰酸痛、下肢無力、
厥冷等症。

(3)按摩足中經

足中經是走腿內、外側正中。如圖 77。它們是：

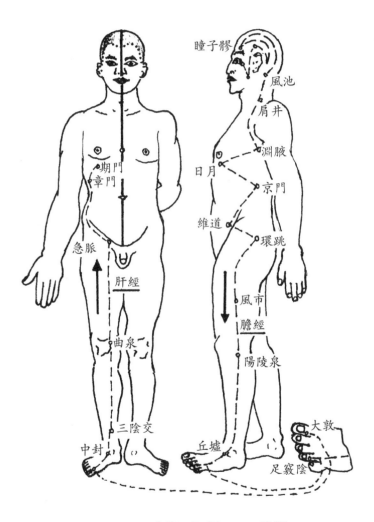

圖 77　足中經：肝經 ◄ ── 膽經

【膽經】走體側、腿外側正中，到足四趾。從上到下，走陽面，是陽經。

注：膽經在頭部的路徑複雜，爲了便於理解、好記，特簡化，走直線。

【肝經】走腿內側正中，腹部邊緣到乳下。從下到上，走陰面，是陰經。

① 按　摩

【膽經】雙手中指分別按揉左、右外眼角瞳子髎，末節指腹按揉太陽穴，摩耳後，按風池穴、肩井穴。摩肩窩，到腋下，按淵腋穴。到乳下期門穴的肋下，按揉日月穴，到側腹，12 肋端，按京門穴。到腹股溝上內緣，按維道穴。到臀部凹陷處、大轉子，按環跳穴。

沿大腿外側正中下摩，按揉風市穴（站立時手下垂，在中指末端處）。過膝外側，按揉膝下陽陵泉穴（腓骨小頭下方凹陷處），沿小腿外側下摩，到外腳踝前，按揉丘墟穴（走腳背到足四趾外側甲後足竅陰穴，不按摩）。

【肝經】從足大趾內側甲後的大敦穴，經腳背，至內腳踝前的中封穴，這段不按摩。

雙手分別按揉中封穴，沿小腿內側前緣按摩，按揉內腳踝上 3 寸的三陰交。續沿小腿內側正中上摩，按揉膝內側正中的曲泉穴，摩大腿內側正中，至腹股溝，氣衝穴外下方，任脈旁 2.5 寸，按揉急脈。

沿腹股溝，腹緣上摩，按揉側腹、第 11 根浮肋端下際的章門穴。續沿腹緣上摩，到乳頭下二肋間、第六肋間隙，按揉期門穴。

② 導　引

【膽經】雙手向外眼角貫
氣，中指按瞳子膠穴，如圖78
摸耳後，按風池穴、肩井穴，如
圖79。摸肩窩，下胸側，按淵
腋穴，如圖80。五指聚攏成圓
形。到期門穴下方，按日月穴；
轉腰眼外上方，按京門穴；至腹
股溝，按維道穴；轉臀部凹陷大
轉子，按環跳穴。

五指併攏，拇指向下，雙手
從環跳穴摸大腿外側正中下行，
按風市穴，繼續下摸，過膝，按

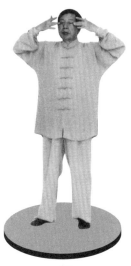

圖78

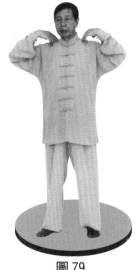

圖79

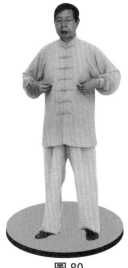

圖80

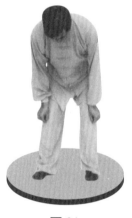

圖 81

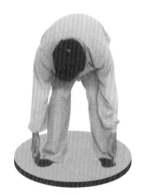

圖 82

陽陵泉穴，如圖 81。沿小腿外側正中下摸，到外腳眼前，按丘墟穴，摸腳背到足四趾（足竅陰穴）如圖 82。手前甩。

【肝經】雙手向足大趾內側甲後大敦穴貫氣，如圖 83。腳趾動一動。雙手摸腳背內側，按內腳眼前的中封穴。五指併攏，拇指向上，摸小腿內側，按三陰交，摸小腿內側正中上行，按膝部曲泉穴。沿大腿內側正中上摸，至腹股溝，按急脈，如圖 84。從急脈續沿腹股溝上摸，摸腹部邊緣，按章門穴、期門穴。停片刻，如圖 85。手前甩。甩手時可念（或默念）xū（噓）。可調理肝臟，促肝經疏通。

做 3 次，也可以多做。

最後，雙手回歸下丹田（雙手勞宮穴重疊並正對下丹田，捂在下丹田。右手在外。女子反之），如圖 86。片刻，手落體側。接下來做關節運動。

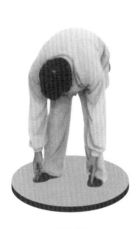

圖 83

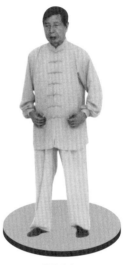

圖 84

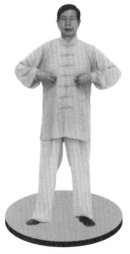

圖 85

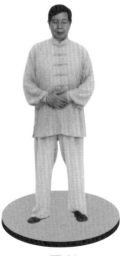

圖 86

目的：按摩、導引經脈、穴位，激發膽經、肝經快速暢通。

效果：

膽經，主治口苦、寒熱、肋痛、偏頭痛、鎖骨上窩腫瘤、瘰痛、目外眥痛、頷腫、目眩、面色灰暗、下肢外側酸、足四趾不能動等。

肝經，主治腰痛、疝氣、胸憊、腹瀉、嘔逆、肋脹痛、尿閉、遺尿、面色灰暗、咽乾、婦女小腹痛、遺精、肝痛等。

附：按摩足經「導引」部分的另一種做法

按摩足前經的導引部分，是足前經導引。現在，將手前經導引和足前經導引連貫動作。變成前經導引，即：肺經、大腸經、胃經、脾經導引。

具體做法如下：

左臂左前平舉，掌心斜向內上。右手五指排成「一」字，中指按肩窩中府穴，如圖 87。右手摸（五個手指壓在經脈上）左手內側前緣，經肘部尺澤穴，腕部太淵穴，魚際穴，到大拇指外側甲後少商穴，如圖 88。通肺經。手前甩。甩手時可念 sī（「呬」）。可調理肺臟。

左手轉掌心向下，右手（指）抵食指外側指甲後商陽穴，如圖 89。摸左手外側前緣，經腕部陽谿穴，肘部曲池穴，肩端肩髃穴，如圖 90。肩峰前緣，缺盆穴，頸前側至面部，經嘴角、人中穴，到右側鼻翼旁迎香穴，手前甩。

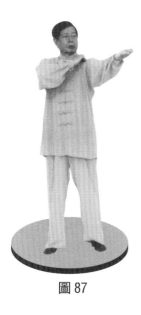

圖 87

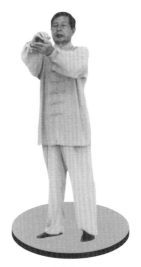

圖 88

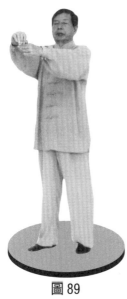

圖 89

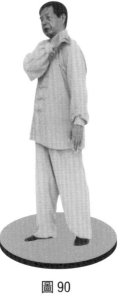

圖 90

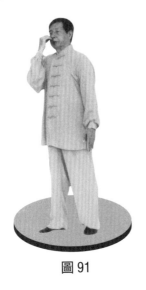
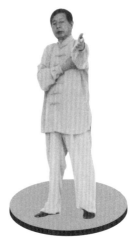

圖 91　　　　　　　　　圖 92

如圖 91，通大腸經。

右手右前平舉，掌心斜向右上，左手摸右手內側前緣，方法同前。

右手轉掌心向下，左手摸右手外側前緣，方法同前。

當左手摸到左側鼻翼旁迎香穴後，手前甩。然後雙手中指按承泣穴。以下按照第五節「（1）按摩足前經②導引」進行。

而按摩足後經的導引部分，是足後經導引。現將手後經導引和足後經導引連起來做，變為後經導引。即：心經、小腸經、膀胱經、腎經導引。

具體做法如下：

左臂左前平舉，掌心向右上。右手中指按左極泉穴，如圖 92。右手摸左手內側後緣，經肘部少海穴，腕部神門穴，經掌後，到小指內側背，如圖 93。手前甩。甩手時可

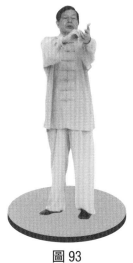

圖 93

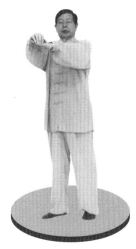

圖 94

念 hē（「呵」）。可調理心
臟，本動作通心經。

　　右手指抵左小指外側指甲
後少澤穴，如圖 94。摸左手
外側後緣，經腕部陽谷，肘部
小海，肩甲臑俞，過肩峰，如
圖 95。經頸側前，至顴骨、
聽宮穴，手前甩如圖 96。通
小腸經。

　　當右手到聽宮穴後，向右
前平舉，掌心向下，由左手摸
右手內側後緣，方法同前。

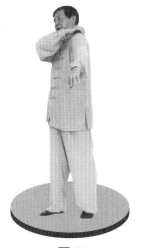

圖 95

　　然後，左手中指抵右手小指少澤。左手摸右手外側後
緣。方法同前。

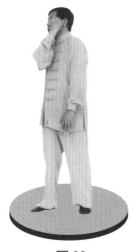

圖 96

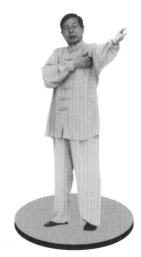

圖 97

當左手到達右聽宮後，雙手中指
按內眼角睛明穴。下面按第五節
「（2）按摩足後經②導引」進行。

按摩足中經改為中經導引。

即心包經、三焦經、膽經、肝經
導引。

具體做法如下：

左手左前平舉，掌心向下，右手
中指按左天池穴，如圖 97。摸左手
內側正中。經肘窩曲澤穴，腕後內關
穴，掌內勞宮穴，到中指端中衝穴，
如圖 98。通心包經。

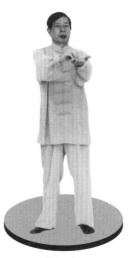

圖 98

右手指抵左手無名指外側指甲後關衝穴，如圖 99。摸
左手外側正中，經掌背外勞宮穴，腕後外關穴，肘後天井

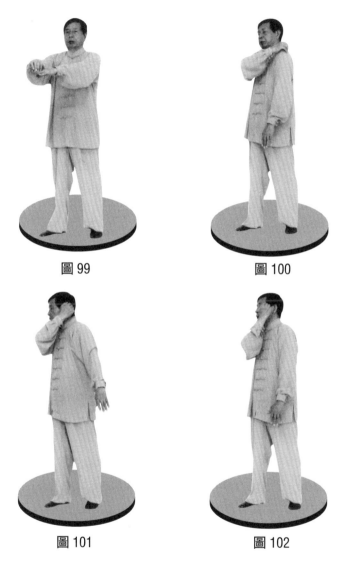

圖 99　　　　　　　　圖 100

圖 101　　　　　　　　圖 102

穴、肩端後下方肩髃，如圖 100。經頸側，過耳後，如圖
101。到眉毛外端絲竹空穴，如圖 102。右手可向右前平
甩。通三焦經。甩手時可念 xī（「嘻」音）。可調理三焦。

右手右前平舉，掌心向下。由左手摸右手內側正中，方法同前。

然後，左手抵右手無名指外側指甲後關衝穴。摸右手外側正中，方法同前。

當左手前平甩後，雙手中指按外眼角瞳子髎穴。下面按第五節「（3）按摩足中經② 導引」進行。

之後按程式接做「養生」部分。

關 節 運 動

關節運動，包括手指關節、頸、腰胯、膝、腳腕等。其特點是從頸往下，按順序活動，這種安排有利於經脈氣血運行，也便於記憶，這是本操最大的特點，也是本操與其他保健操最大的區別所在。獨立練習這一部分，也能收到良好效果。

本部分可以作為任何運動的準備活動。也可以作為工間操、課間操。

第 六 節

10. 揉球貫頂

揉球貫頂是雙手摸腿內側，如圖 103，經腹、胸，掌貼胸，指尖向下，如圖 104。轉指尖向上，上舉頭頂，掌心相對，如圖 105，側平展，指尖向外，掌心向下，如圖 106。前彎腰，雙手微屈，成抱球狀，如圖 107，起身、左

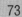

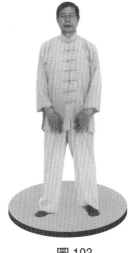

圖 103

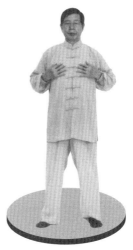

圖 104

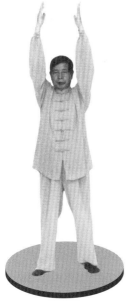

圖 105

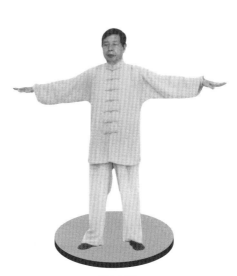

圖 106

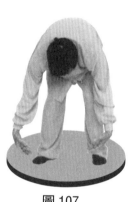
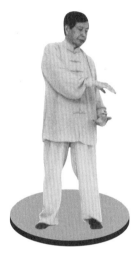

圖 107 　　　　　　　　圖 108

轉體，雙手抱球在左側胯旁，左手下右手上，掌心相對，如圖 108。

　　右轉揉球，即雙手從左側揉球到右側胯旁。揉球動作是：

　　（1）雙掌錯開，雙手做同方向，即逆時針轉圈 6 次。

　　（2）在手掌轉動時，手指做圖 110 形狀運動。

　　比如右手，在往裏轉時，1（拇指）、2、3、4、5 指依次揉動，在往外轉時，五個手指又反向依次揉動。左手也一樣，在往外轉時，五指如圖 110 中的 1，往裏轉時五指如圖 110 中的 2。揉到右側正好 6 次，然後貫氣，右手向尾閭，左手向百會，眼看右手勞宮穴，如圖 109。貫氣時間約 3 秒鐘。然後換方向，左轉揉球。

　　左轉揉球是在貫氣完畢後，雙手在右側胯旁抱球，手是左上右下。揉球、貫氣動作同，方向相反。之後，身體

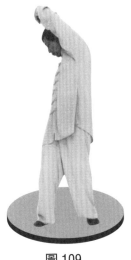

圖 109

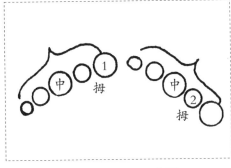

圖 110　手指運動圖

復位，雙手回歸下丹田，片刻，手落體側。

目的：進行十二經脈，通中脈和帶脈。

效果：整體調理，對手指、手、腰等疾有治療作用。

氣路：雙手上提，走足三陰經；雙手上舉，走手三陰經；雙手側展，走手三陽經；前彎腰，走足三陽經。揉球通帶脈，貫氣通中脈。

11. 抱球轉腰

抱球轉腰含三個動作：運動手指，雙臂抱大球，抱著大球轉腰。動作如下：

接上式，雙腳開立，雙手以肘為軸，前臂上旋 90°，

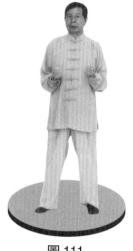
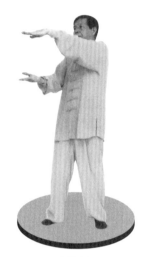

圖 111 　　　　　　　　　圖 112

變前臂前平舉，與地平行，上臂挾腰間，在上旋過程，雙手隨之轉臂、握拳，拳心向上，如圖 111。握拳時從小指開始，依次為無名指、中指、食指，拇指壓食指、中指、無名指背上。這是空拳，不握緊。

右抱球，雙手向右前側（45°）抱球。雙手在向右前側伸出過程中，由拳變掌，左手在上，與肩平，右手在下（兩掌距約為 20 公分），兩掌心相對。雙手由拳變掌順序如下：

即先拇指，依次為食指、中指、無名指、小指。正好與握拳次序相反，如圖 112。

片刻雙手抱著球轉腰，轉腰方向是：右、後、左、前、回到右側（注意：不是右前側），雙手轉掌心向上，同時雙手握拳左手在前，右手在後，如圖 113，握拳方法同上。

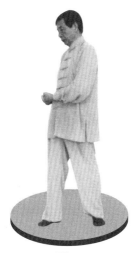

圖113

　　換方向，左抱球，雙手向左前側（45°）抱球，轉腰是：左、後、右、前，回到左側抱球。

　　以上右、左抱球各為 1 次，各做 3 次，共 6 次。第 6 次後，雙手回歸下丹田，片刻，手落體側，仍為開立步。

　　　　目的：握拳，鍛鍊手指關節靈活性，有助於手指氣血暢通。

　　　　　　　　轉腰，為練腰，導引帶脈。

　　　　　　　　抱球，使雙手之氣進行自身循行。

　　　　　　　　握拳，鬆拳（抱球），練手指關節。

　　　　效果：對手指關節疾患，腰痛有治療作用。防老年手顫抖，健腦強腎。

12. 轉頭練頸

轉頭練頸包括：仙鶴點水，左、右望月，望腳跟震動。

(1)仙鶴點水：分上點水，下點水

左腳併右腳，成並立步，雙手前平伸合十。合十時從小指開始，依次為無名指、中指、食指、拇指。在合十過程中，雙手以肘為軸。合十掌向上轉，肘尖前推，魚際部位抵膻中，指尖向下頜。

上點水：下頜向下，如圖114，向前、向上、向後運動為1次。共做6次。6次後接下點水。

下點水：下頜向上，如圖115，向前、向下、向後運

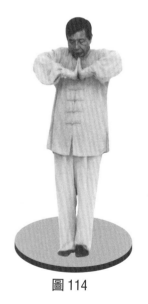

圖114

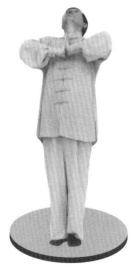

圖115

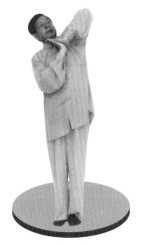

圖 116

動為 1 次。共做 6 次。6 次後，頭歸正，接左、右望月。

(2) 左右望月

　　併立步，雙手仍合十置膻中，指尖朝下頷，先左望月，後右望月。「望月」是望肘尖，因肘尖在上，如同望月一樣。

　　左望月：右掌推左掌，使左肘向左側斜上舉，注意肘尖高於肩，不要扭腰，頭向右側傾，不要轉頭，身體始終在同一個垂直面上，如圖 116。

　　右望月：左掌推右掌，使右肘向右側斜上舉，實際上，與左望月動作同，只是方向相反。

　　左、右各做 6 次，共 12 次。第十二次，即右望月完畢，身體歸正。接望跟震動。

　　左、右望月除了練頸以外，雙手合十，右掌推左掌，

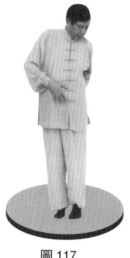

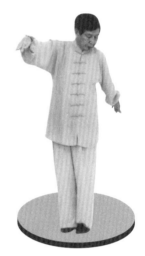

| 圖117 | 圖118 |

讓右手的氣流向左手，左手的氣經胸流至右手，進行循環。而左掌推右掌，則讓左手的氣流向右手，右手的氣經胸流向左手，進行循環。同時抻筋，練頸。

(3)望腳跟震動：望腳跟又分左、右望腳

以左望跟為例：接左、右望月，右手向前、向下拍下丹田，左手向左、向後、向下拍命門（下丹田後面），眼向左後下方望腳跟，望跟時，腳後跟提起。也就是說：拍（下丹田、命門）、望、提後跟是同時完成的，如圖117。接著右手離開下丹田，到右前方，左手離開命門，在左後下方，頭歸正，腳跟突然落地，有震一下的感覺。手、頭、腳跟三個動作同時完成，如圖118。這樣就完成了左震（即左望腳跟震動）。

換方向，右望腳跟震動，左手拍下丹田、右手拍命

門，目視右後下方望腳跟，腳跟提起。這就完成了望跟。隨即手離開穴位，頭歸正，腳跟下落震動。完成了震動，叫右震。左、右震動作同，方向相反。

左、右各做 6 次，共做 12 次。之後，身體歸正，手落體側。

震動腳跟可以加強臟腑摩擦，清除濁氣、病氣作用。手拍命門、丹田，促使丹田、命門連接，又練肩周。望腳跟是轉頭練頸。

目的：練頸、練肩周，助經脈疏通。

效果：對頸椎、肩周、腰有治療作用，調理臟腑。

13. 鬆臂轉肩

左腳左側邁一步，成開立步，與肩同寬，肩端畫「O」（圓）。

轉肩包括左、右肩同向，即前轉肩、後轉肩；左、右肩反向，即左前右後、左後右前。

前轉肩：肩端向前、向下、向後、向上為 1 次，共做 6 次。

後轉肩：肩端向後、向下、向前、向上為 1 次，共做 6 次。

然後，左前右後：左肩向前、右肩向後（簡稱左前右後），左下右上、左後右前、左上右下為 1 次，共做 6 次。

之後，左後右前：左後右前、左下右上、左前右後、
左上右下為 1 次，共做 6 次。

掄臂拍打：拍打有前拍打、後拍打。前拍脾關穴，後
拍環跳穴。

脾關穴：位置參閱足前經、胃經按摩。

環跳穴：在臀部凹陷處，大轉子處。

前拍脾關：雙手分別從下向後、向上、向前、向下用
手掌拍打脾關穴，此為 1 次，共拍打 6 次。

後拍環跳：雙手分別從下向前拍掌，向上、向後外、
向後下用手掌拍打環跳。此為 1 次。共做 6 次。

目的：練肩周、助經脈疏通。

效果：對肩周、上肢疼痛有治療作用。

第 七 節

14. 旋轉腰胯

仍成開立步，與肩同寬，雙手叉腰，拇指朝前，腰胯
做正（順時針）、反（逆時針）轉。

正轉：向右、向後、向左、向前轉 1 圈，共轉 6 圈。

反轉：向左、向後、向右、向前轉 1 圈，共轉 6 圈。
復位。

目的：練腰胯、強腎、健腿。

效果：對腰痛有治療作用。強腎、健腿。

15. 四向轉膝

接上式，左腳併右腳，成並立步，體半蹲，手按膝蓋，讓膝部做向左（反時針）、向右（順時針）轉。然後左腳分開成開立步，與肩同寬，做向內、向外轉。

左轉：膝部向左、向後、向右、向前為轉 1 圈，共轉 6 圈，如圖 119。

右轉：膝部向右、向後、向左、向前為轉 1 圈，共轉 6 圈。

左腳分開。

內轉：膝部向前、向內、向後、向外為轉 1 圈，共轉 6 圈，如圖 120。

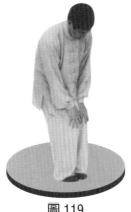
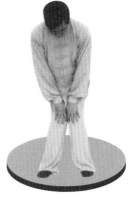

圖 119　　　　　　　圖 120

外轉：膝部向前、向外、向後、向內為轉 1 圈，共轉 6 圈。

> 目的：活動膝關節，促進足經暢通。
> 效果：對膝、腕、腿有治療作用。

16. 旋轉腳腕

旋轉腳腕分兩步：抬壓腿，旋轉。

(1)抬壓腿

雙手側平舉，掌心向下，指尖向外，抬左腿，大腿與地平行，小腿垂直於地面，腳尖自然下垂（圖 121 抬的是左腿）。

下壓：腿伸直，腳底與地面平行，離地約 5 公分。同時雙手下按約 10 公分。

抬：復原。

如此一壓一抬，共做 3 次，第三次後，腿是抬起狀態，接下面旋轉腳腕。

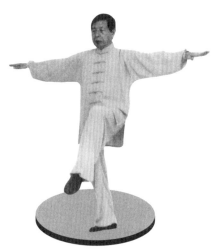

圖 121

(2) 旋轉腳腕

外轉腕：腳尖向內、向後、向左、向前（亦上蹺）為轉 1 圈，共轉 6 圈，第 6 圈畢，接內轉腕（旋轉時帶動膝部也轉動）。

內轉腕：腳尖向外、向後、向內、向前（亦上蹺）為轉 1 圈，共轉 6 圈，第六圈向內以後，隨即向前踢出。腿、腳均伸直，腿與地平行。然後落地，仍成開立步。

換方向：即做右腳腕旋轉。方法同上，方向相反。最後第六次內轉腕踢出去後，落地成開立步，接四方踢腿。

目的：練腳腕，同時練膝。促經脈暢通。
效果：對腳腕、膝、腳疾、腿疾有治療作用。

---

17. 四方踢腿

四方踢腿有前踢、後踢、內踢、外踢四種。踢時雙手叉腰，四指朝前。

前踢腿：屈膝前抬，腳底前上踢，腳上蹺。左、右輪流，左腳先踢，右腳後踢。共踢 12 次。

後踢腿：腳底往後翻，讓小腿肚擊打大腿後。左、右輪流，左腳先踢，右腳後踢。共踢 12 次。

內踢腿：如同踢鍵子，腳底向內翻。左、右輪流，左腳先踢，右腳後踢。共踢 12 次。

外踢腿：如同踢鍵子，腳底朝體側翻。左、右輪流，

左腳先踢，右腳後踢。共踢 12 次。

完成後雙腳為開立步，與肩同寬，手落體側。

> **目的**：練胯、腿、膝、腕，促足經暢通。
> **效果**：對胯、腿、膝、腕、腳等諸疾，有治療
> 作用。

第 八 節

18. 托天壓地

托天壓地，是一組組合動作，是綜合各種運動組成的。既練手，又練腰、腿功能。在通脈方面也可以說是一個經典動作組合，它又是經脈循行動作（三經同行），可以行 14 條經脈。

雙手摸大腿內側，如圖 122，上提，經腹、胸，到肩窩，如圖 123。轉腋下，指尖向內，如圖 124。向兩側平展，快到展平時，手指尖仍向下，這時手指彈一下，即突然用力使手掌展平，使指尖向外，掌心向下，如圖 125。

雲手：左手屈肘下沉，垂於體側，手掌回收成勾手，置於肩端，

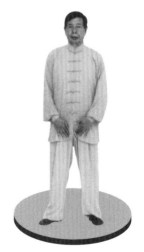

圖 122

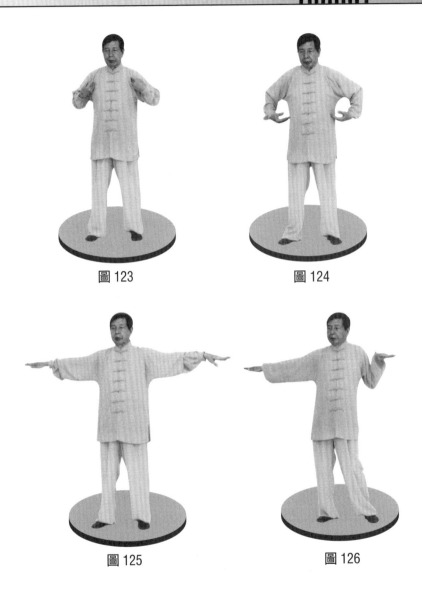

圖 123　　　　　　　　　　圖 124

圖 125　　　　　　　　　　圖 126

手指尖仍向外。右胯向右側凸。右手保持原狀，如圖
126。換向，右收左伸（右手屈收動作同左手）。此為 1

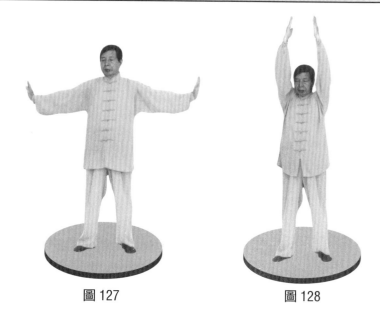

圖 127　　　　　　　　　圖 128

次。左、右屈伸各做 3 次，共做 6 次。當左手第三次伸直
時，右手還是第三次屈收。因此，要待右手第三次伸直
後，雙手方繼續往下做動作（雲手實際上是左屈右伸，右
屈左伸，即一屈一伸）。

　　當右手第三次伸直後，雙手仍為側平舉，掌心向下。
接著雙手立掌，使掌心斜向外，指尖斜向上，如圖 127。
片刻，轉臂 180°，變指尖斜向下，雙手上舉頭頂，腕部伸
直，掌心相對，如圖 128。

　　合掌，然後右掌疊於左掌背（女相反），勞宮重疊，
壓於百會上，如圖 129。片刻，套指（雙手手指互相套進
對方手指縫中）、翻掌，使掌心向上。接著向上托起，伸
直（上托，伸直時，手極力上托，腳極力下踩，而且可以
加上意念，即頸、腰椎病患者，患部以上往上拉，患部以

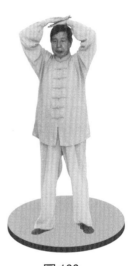

圖 129

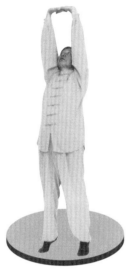

圖 130

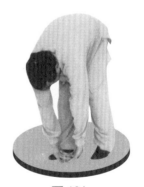

圖 131

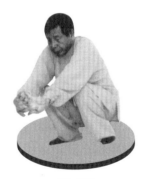

圖 132

下往下壓，這樣對頸、腰椎病有治療作用，如圖 130）。

前彎腰，雙臂伸直，掌保持套掌形態，向前、向下壓，如圖 131。下蹲前推，如圖 132，雙手分別向兩側、向

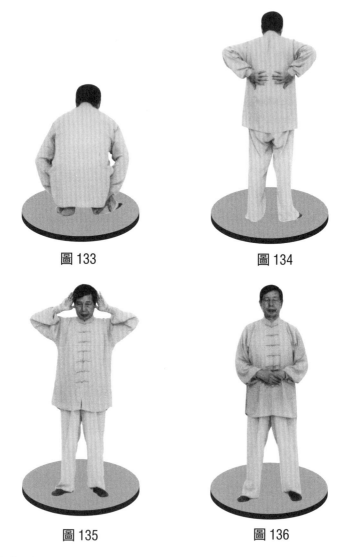

圖 133　　　　　　　圖 134

圖 135　　　　　　　圖 136

後畫弧，摸腿外、後側，如圖 133。起身，摸後側腰，如
圖 134。（腿外後側、後側腰，是陽　、陽維脈。此動作
通陽　脈，陽維脈），如圖 137。

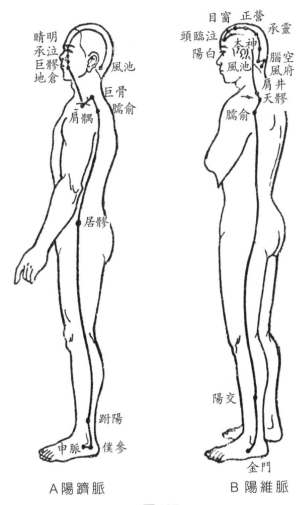

A 陽蹻脈　　　　B 陽維脈

圖137

　　雙手過腋經胸、肩，摸頭側，如圖135，摸胸，回歸
下丹田（右手疊於左手背，勞宮重疊，並對準下丹田，覆
於下丹田），如圖136。片刻，手落體側。

上述整個過程為 1 次，共做 3 次。也可多做。

注意：低頭時，高血壓者，頭不低於心臟，屈膝前彎一點點即可，上舉時，也不要太用力。

目的：綜合調理，練腰、腿、手、全身，經十二經脈、雍脈、蹻脈導通。

效果：具有整體調理功效，達到陰陽平衡，祛病強身。尤其治療腰椎、頸椎、腿、肩周有顯效。

【經脈流注情況】雙手上提走足三陰經。雙手側平展，走手三陰經。雲手時，流向直臂那邊。立掌、轉臂、上舉，走手三陽至面部。貫百會，套指上舉在手上。前彎腰走手三陽至面部，接走足三陽到腳上。下蹲前推走手三陰。摸腿、腰外後側、頭側，走陽維、陽蹻。最後歸丹田。

注：本節動作編排十分精妙、靈活，可以根據不同病況附加手印（見圖 52、53）和六字訣中的「呵」和「嘻」，達到有針對性的治療。如：

① 側平展時，可先按中府穴，食指捏拇指少商穴，側平展一開始，食指即放鬆，彈指時可念 sī（「四」音），可調理肺部功能。

② 同樣道理可以揉天池、極泉，拇指捏小指少衝，中指端中衝抵拇指關節上。彈指時念 hē（「呵」音），可調理心臟。

③ 雲手時，如只讓食指、小指伸直，中指無名指屈貼

掌心，拇指壓在其上，可調理大、小腸。同樣的，只伸直中指、小指，則可調理心臟。

　　動作時要放鬆，全神貫注。

<h1 align="center">第 九 節</h1>

19. 震　動

　　接上式，眼睛微閉，舌舐上腭。

　　直震：雙手自然下垂，壓手腕根，腳跟起落震動，約1分鐘，默念數到 100，如圖 138。

　　鬆震：手腕放鬆，不抬腳跟，屈膝震動。約1分鐘，默念數到 60（比直震稍慢）。

　　全身放鬆。

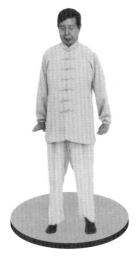

圖 138

鬆震完畢，讓全身放鬆，如身置空中自由飄浮一樣
……

待 2～5 分鐘後，默念下列詞語，當默念到臟腑部位穴位時，思想就相應地想到該處（即注意力集中於該處）：

讓宇宙、太陽之能量與人的意念力之超高能量相融合所形成的超能光球，照亮大腦、小腦、松果體、眼睛、鼻腔、耳朵、口腔、咽喉、氣管、肺、大腸、胃、脾、心、小腸、膀胱、腎、心包、三焦、膽、肝、血管、照亮全身四肢百骸！

讓陰陽平衡，血脈暢通，病氣、濁氣清除，身體健康！

讓宇宙太陽之能量，從百會、湧泉、勞宮、全身毫毛孔竅，匯入下丹田。約待 30 秒鐘，眼睛慢慢睜開。

目的：讓全身經脈進行調理，排除體內病氣、濁氣。吸收天、地之氣。並由自己的語言（默念）導引，用宇宙、太陽之能量和人的意念力之超高能量，匯合成的超能光球，對身體五臟六腑，以及軀體的各部分器官進行綜合調理。

效果：吐故維新。讓經脈、氣血暢通，祛病強身，保健養生。

收勢調理

第 十 節

20. 收　勢

雙手體前外（75°）畫弧，上舉過頭，掌心相對，屈肘下沉，掌心向下，指尖相對，經臉、胸、腹到下丹田（在下丹田時，仍掌心向下，指尖相對）。雙手向體側平拉開，轉指尖向前，並到體前抱球，掌心向內，指尖相對，雙手相距約 30 公分，雙手慢慢向下丹田靠近，在快到下丹田時，雙手疊掌（勞宮重疊，右手在外，女子相反），捂在下丹田，見圖 5（勞宮對著下丹田）。全身緊縮一下（手掌突然發力，向裏壓一下，同時身體略下蹲，隨即起來）手落體側，見圖 1。

附：調理按摩

捋體前後：雙手掌從臉、經頭側，轉手背落肩峰，再使手背經胸、腹、腿正面、腳背，朝腳趾前甩。再將雙手掌從背部起（儘量往上），讓手掌摸背、腿後面、腳外側，朝前甩。

擦手掌：雙手屈肘提於胸前，雙手合掌於胸前，指尖朝上，兩前臂與地平，雙手擦掌（一上一下地擦）18 次。

擦臉：雙手掌從臉頰卜向上，才指腹到達眉毛外側

後，向裏擦額部，雙手外側（小指）相碰後，中指腹沿鼻旁向下擦。再重複以上動作，共擦 18 次。

乾梳頭、拍腦袋：雙手五指略露縫，用手指端梳理頭頂、頭側。從前往後梳 18 次。

雙手指略彎曲，形成空掌，拍打腦袋，拍打時只是掌根、手指端觸頭皮。手形同乾梳頭。18 次。

揉耳朵：

耳上方內側：拇指在內，食指在外，先拇指揉內，後食指揉外。內外各 6 次。

耳中部：食指在耳內，拇指在耳外，先食指揉耳內，後拇指揉耳外，再食指在外、拇指在內稍用力捏耳邊，由下往上摩耳邊。各 6 次。

拉耳墜：拇指在耳後，食指在耳前，挾住耳墜下拉，拇指順便壓耳墜下之翳風穴。做 6 次。

撥弄耳朵：手掌貼近耳朵，向後、向前撥弄 6 次。

彈壓耳朵：掌根壓住耳朵下方，手指向上，掌指對耳朵，讓手掌壓耳朵，隨即提起，掌根不動。掌指再壓耳朵，再提起，這樣反覆做 6 次。

壓耳朵：用掌心壓耳朵，並隨即向外拉。做 6 次。

揉捂腎俞：雙手掌抵在腎俞，向裏、向上、向外、向下揉腎俞 36 次。再掌心捂住腎俞（勞宮對著腎俞）30 秒鐘。

揉腹：以下丹田為中心，雙手掌勞宮穴重疊揉腹，右手在外（女子相反），先正轉，由小到大 9 次；再反轉，由大到小 9 次。第九次正好勞宮對下丹田，手不動。女子先反轉，後正轉。

第 3 章

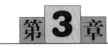

經 脈 循 行 操

預　備

第 一 節

1. 放　鬆

同第二章第一節第 1 部分。

2. 對掌拉氣

同第二章第一節第 2 部分。

3. 左右旋轉

同第二章第一節第 3 部分。

經脈循行

第 二 節

4. 任督循行

同第二章第二節按摩任督的（1）（2）及（3）的②③，但①穴位開合不做。

第 三 節

5. 按揉穴位

同第二章第三節按摩穴位的（1）（2）（3），再做以下動作。

按揉 9 穴

這 9 穴是頭部太陽、風池穴。手部合谷、內關、曲池穴。腿部足三里、陽陵泉、委中、三陰交穴。這 9 穴對經脈疏通，心、腦血管疾患，腿疾、調整血壓等有好處。

每一穴位按揉 9 次。

注：

風池：耳後完骨下方凹陷處，髮際內。

內關：手腕橫紋內側上 2 寸正中。

曲池：屈肘，肘前橫紋中點。

足三里：外膝眼下 3 寸，脛骨前緣外側一橫指凹陷處。

陽陵泉：腓骨小頭之前下方凹陷處，足三里外上方。

委中：膕窩橫紋中點。

三陰交：內踝尖上 3 寸，脛骨後緣，小腿內側正中。

對趾揉球

按揉三陰交穴後，身體歸正，放鬆，雙手臂伸直，手掌下按於腳趾上方，見圖 32。使手掌向後（即對腳趾、腳底穴位貫氣）、向外、向前、向內，做水平面的揉球運動。此球為一個水平面，千方不要做成一會兒高，一會兒低。

一共做 9 次。第九次後，接做拍打經脈，參閱圖 33。

目的：本節目的為打通十二經脈做準備。

效果：有很好的全方位治療、保健作用。

第 四 節

6. 拍打經脈

拍打經脈，先拍打手經，後拍打足經。足經又按足前經、足後經、足中經進行。參閱圖 55。

拍打手經：左手先，右手後。

左手：左手左前平舉，掌心向上，指尖朝前，右手從左手腋窩拍打左手內側到手指。左手翻掌，變掌心向下。

右手從左手指背起，拍打左手外側直到肩峰。

右手：左手拍打右手，方法同。

拍打足經：左、右同時拍打。左手拍打左側足經，右手拍打右側足經。而且按照足前經、足後經、足中經，即足經三分法進行。足經三分法就是經脈三分法的足經部分。參閱後面十二正經三分法。

拍打足前經：從胸上方開始，拍打左右胸、腹、腿正面，到腳腕前。自上而下。

從內腳踝起，向上拍打腿內側前緣，腹胸側緣到肩窩。自下而上。

拍打足後經：拍打後腦、大椎旁、轉後背（儘量向上）、臀部、腿後面到外腳眼後。自上而下。

從腳內踝起，拍打腿內側後緣，到大腿根，轉拍打腹胸內側，任脈旁到天突外下方頸前。自下而上。

拍打足中經：從肩井起拍打，經肩窩、腋下、體側、腿外側到腳外踝前。自上而下。

從內腳眼下方起，拍打腿內側正中，經腹到乳下。自下而上。

之後身體歸正，雙手自然下垂，接下一動作。

第 五 節

7. 十二正經三分法

如果不是一名中醫大夫，一聽到經脈，就會覺得它是那麼神秘、複雜，無法理解，難於記憶。要想循行十二正

經，簡直就是一個夢。如果要將這個夢變成現實，必須做到兩點：

① 找出十二經脈流注順序、流注方向、路線等。

② 找出能促使十二經脈的每一條經脈循行的動作。

將能促使十二經脈中每一條經脈循行的動作，按經脈流注順序，將那些動作連接在一起，就能按人的意願去循行十二經脈。這將是一個創造性的，對保健養生能起到十分理想的效果，而且又是全方位的。在輔助治療方面，也將收到良好效果。

它將是通脈動作之經典、奇葩！並輕鬆實現人們夢寐以求而又難於實現的大周天循行。與前面的任督循行加在一起，是十四經脈循行，即行小周天、大周天。

其實，經脈的分佈、流注是有規律的。為了更好地理解、記憶經脈，我們採用人體三分法，將人體分成三部分，如圖 139。十二正經正好處在這三部分中。每一個部分都有 4 條經脈，而且這 4 條經脈的流注規律都是一樣

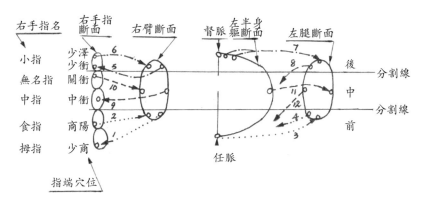

圖 139　十二正經三分法

的。它們是手陰經→手陽經→足陽經→足陰經→接下一個循環。它們三部分之間的關係是這樣的：前經→後經→中經→前經。參閱「循經按摩操」的圖 55 和表 1、2。

十二經脈在每一個部分的流注情況如下。

前面部分稱前經：

（1）肺經→（2）大腸經→（3）胃經→（4）脾經→後經

後面部分稱後經：

（5）心經→（6）小腸經→（7）膀胱經→（8）腎經→中經

中間部分稱中經：

（9）心包經→（10）三焦經→（11）膽經→（12）肝經→前經

以上（1）～（12），既是經脈號碼，又是流注順序碼。

參閱圖 22 和表 1、2。

下面就是介紹按前經、後經、中經進行循行的做法。

第 六 節

8. 前經循行

所謂前經，是人體三分法的前面部分，它們是：

肺經，走手內側前緣；大腸經，走手外側前緣。

胃經，走胸、腹前、腿前；脾經，走腿內側前緣，腹、胸側到體側。

前經的流注順序是：（1）肺經→（2）大腸經→（3）胃經→（4）脾經→接後經。

參閱圖 140

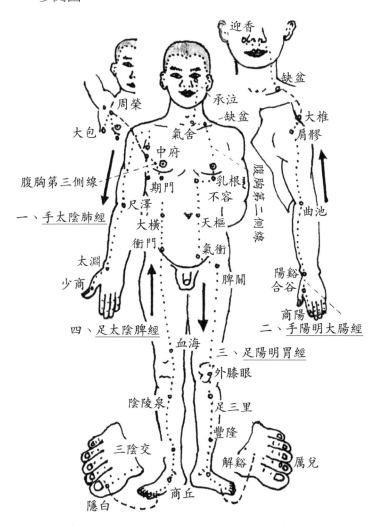

圖 140　前經——肺經、大腸經、胃經、脾經

【人為循行法】

雙腳開立站好，全身放鬆。

雙手上提，經腹、胸，到肩窩中點中府穴。食指腹末節壓拇指外側指甲後少商穴，如圖141。

中指按中府穴，如圖142，雙手向體前上方斜舉（75°）如圖143，通（1）肺經。

注意：

①雙手前上舉時，手臂不要轉動，舉直後，掌心相對，指尖斜向前上方。

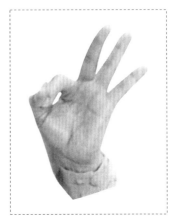

圖 141

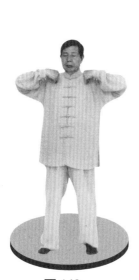

圖 142

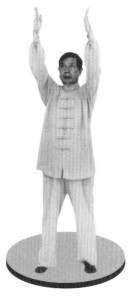

圖 143

②所謂舉直，只是相對的。實際上肘部略彎曲，使肘部保持放鬆狀態。凡是不用勁的動作，肘部都這樣。

③凡是指壓穴位，一旦手的動作開始，就應該解除按壓。

拇指壓食指外側甲後商陽穴，圖 144、145，轉掌心向前下方（轉臂），前落至與肩平，掌心向下，指尖向前，如圖 146，通大腸經。

雙臂下落到與肩平後，稍停片刻，中指朝足二趾落下，當手與身體夾角呈 45°時，前彎腰，

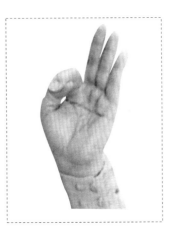

圖 144

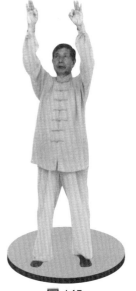

圖 145

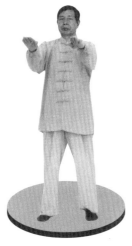

圖 146

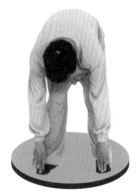

圖 147

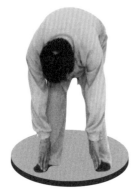

圖 148

同時，手繼續下落，直
到中指抵足二趾（厲兌
穴），可通（3）胃
經，如圖 147。

　　中指抵足大趾外側
甲後（隱白穴），如圖
148。雙手五指併成
「一」字，摸腳內側，
到腳內踝下（梁丘），
經腳內踝，經三陰交。
拇指在上，抵在腿內側
前緣（脾經）上，並沿

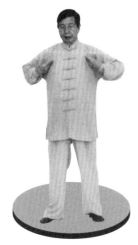

圖 149

腿內側前緣上摸，到腹股溝，續上行，摸腹胸外側，經乳
外，到肩窩下方周榮穴，如圖 149。

　　經胸側，至大包穴，如圖 150。雙手側外甩，如圖
151，可通脾經。從衝門穴到周榮穴，稱為腹胸第三側線。

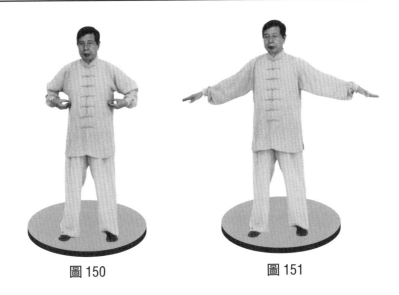

圖 150　　　　　　　　　圖 151

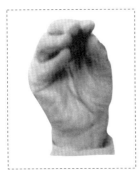

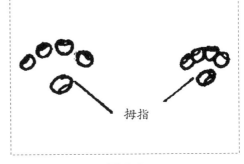

拇指

圖 152　　　　　　　　　圖 153

　　當雙手到大包穴時，雙手變貫氣手，如圖 152。然後，向外側甩。在外側甩開始後的 10 公分過程，圖 153 手形中空變小，即往中間稍捏一下，再將手指撒開伸直。

　　以上動作做 3 次。也可多做。

胃經、脾經循行，還有另一種方法：

【胃經】雙手下落，稍停片刻，中指朝足二趾（屬兌穴）落下，不彎腰，指尖下垂，中指對足二趾，掌心向後。

【脾經】雙手轉掌心向外，中指指足大趾外側指甲後隱白穴。五指併成「一」字，摸大腿內側前緣，到腹股溝上緣，按衝門穴（任脈外、曲骨旁3寸），（按衝門穴時，其下面，腿內側前緣，以至足大趾隱白穴；其上面，腹胸第三側線有感覺）。從衝門穴以上的方法同上，略。

附：

在肺經循行時，可以加入六字訣的 sī（四），脾經循行時，可以加入 hū（呼）。做法如下：

雙手一旦開始前上舉，食指解除對少商穴的按壓，同時可以念（或默念）sī（四）。聲音拉長到手伸直。能調理肺部功能，促肺經導通。

sī 是齒音，發聲時，氣從齒間吐出，上下門牙對齊，略留縫隙，舌尖輕舐下齒。

當雙手摸腹胸第三側線，到周榮穴，經胸側，到大包穴，雙手側外甩時，可以在雙手剛開始甩時，口念（或默念）hū（呼）。聲音拉長到雙手側外甩完成為止。念 hū 能調理脾臟，促脾經導通。

hū 為喉音，發聲、吐氣同時進行，因此，發聲吐氣時，舌的兩側要上捲，口唇撮圓，氣從喉部出來，在口腔內形成氣流，從撮圓的口唇呼出。

第 七 節

9. 後經循行

　　所謂後經，是人體三分法的後面部分。它們是：心經，走手內側後緣；小腸經，走手外側後緣。

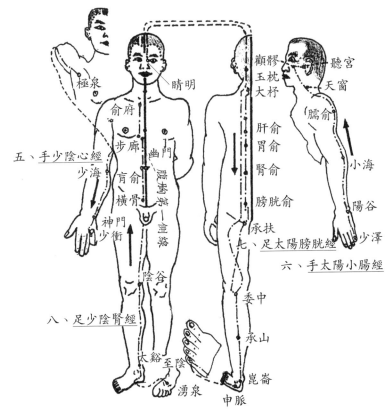

圖 154　後經——心經、小腸經、膀胱經、腎經

膀胱經，走後背、腿後面；腎經，走腿內側後緣，腹胸內側。

後經的流注順序是：（5）心經→（6）小腸經→（7）膀胱經→（8）腎經→接中經。參閱圖154。

【人為循行法】

雙手拇指壓小指內側指甲後少衝穴，如圖155。中指指腋窩中心極泉穴，如圖156。側平展，掌心向下，指尖向外，如圖157。通（5）心經。

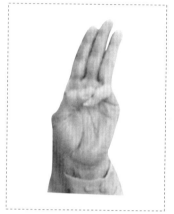

圖155

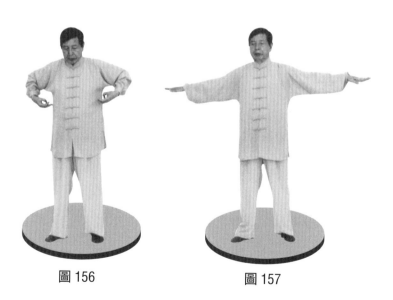

圖156　　　　　圖157

　　拇指壓小指外側甲後少澤穴，如圖 158。轉掌心向前，如圖 159。屈肘，雙手向耳屏前移動，中指按聽宮，通小腸經。中指按內眼角睛明穴，如圖 160。

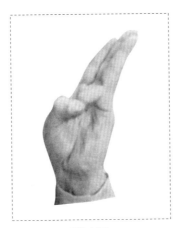

圖 158

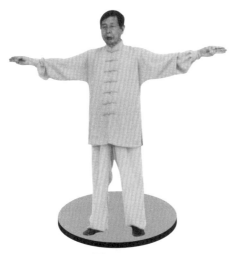

圖 159

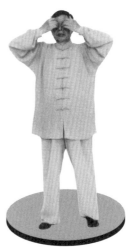

圖 160

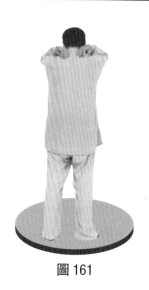

圖 161

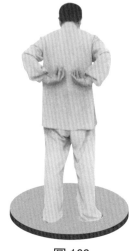

圖 162

　　雙手五指併成「一」字，拇指在上，指端壓肌膚（經脈），雙手保持距離，過頂，下後腦，經枕骨，到大椎外下方，督脈旁 1.5 寸處的大杼穴，如圖 161。

　　轉身後，將 2、3、4、5 指併成「一」字，壓在督脈旁 1.5 寸處，拇指張開，在 2 至 4 指外 1.5 寸，雙手儘量向上，如圖 162。然後垂直下摸，經臀部，到大腿後面。

　　雙手沿大腿後面下摸，到膝窩正中（委中），五指併成「一」字，指端壓正中（經脈），沿小腿後面下摸，到腳跟上方，走外腳踝後、下，手指沿腳外側、朝足小趾（至陰穴）前移。如圖 163，通膀胱經。

　　雙手跨腳背，經腳底心湧泉穴上方，如圖 164，到內腳踝前、下、後。雙手五指併成「一」字，拇指在上，指端抵腿內側後緣（腎經），直往上摸，到大腿根部，轉體前下小腹、前陰陰毛處、任脈旁 0.5 寸的橫骨穴，如圖

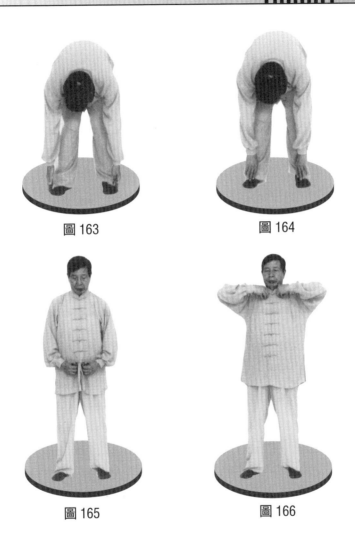

圖 163　　　　　　　　　　　圖 164

圖 165　　　　　　　　　　　圖 166

165。

　　從橫骨向上摸至胸口幽門穴。外拐任脈旁 2 寸（步廊穴），再往上摸至天突外下方凹陷處的俞府穴，如圖 166。雙手前上甩。力法同上節的大包的側外甩，如圖

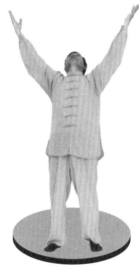

圖 167

167，通腎經。從橫骨到俞府，稱為腹胸第一側線。

以上動作做 3 次。也可多做。

膀胱經、腎經循行，還有另一種方法。

膀胱經：從按內眼角過頂，轉後面，沿督脈旁 1.5 寸下摸，到臀部承扶穴這一段方法同上。到承扶穴後，體不下蹲，雙手續摸大腿後、伸直，轉大腿外，掌心向內，手向足小趾（至陰穴）前移，直至足小趾上方，中指指足小趾。

腎經：雙手轉掌心向後，中指指腳心湧泉穴。摸大腿內側後緣，到下小腹，中指按前陰陰毛處、任脈旁 0.5 寸的橫骨穴（按橫骨時，其下面、腿內側後緣，以至腳心湧泉穴；其上面，腹胸第一側線，以至俞府穴有感覺）。從橫骨以上的方法同上，略。

附：

在心經循行時，可以加六字訣 hē（呵）。腎經循行時，可加六字訣 chuī（吹）。做法如下：

當雙手開始側平展，同時，拇指解除對少衝的按壓時，可以念（或默念）hē（呵）。拉長音，直到雙手側平展完成爲止。能調整心臟功能，促心經導通。

hē 的發音爲舌音，發音時能吐氣，因此，發音時舌體上拱，舌邊輕貼上槽牙，氣從舌與上腭之間吐出。

在俞府穴開始甩手時，可以念（或默念）chuī（吹）。拉長音，直到甩手動作結束。

chuī 爲唇音，發聲時吐氣，因此，發聲時，舌體、嘴角後引，槽牙相對，上下嘴唇向兩側拉，氣從喉出後，繞舌邊下方，經唇間慢慢呼出。

第 八 節

10. 中經循行

所謂中經，是人體三分法的中間部分，它們是：

心包經，走手內側正中；三焦經，走手外側正中；膽經，走體側、腿外側正中；肝經，走腿內側正中，腹緣。

中經的流注順序是：（9）心包經→（10）三焦經→（11）膽經→（12）肝經→接前經。參閱圖 168。

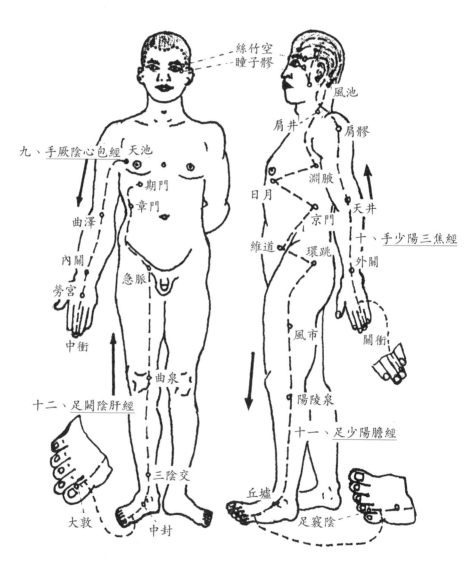

圖168 中經——心包經、三焦經、膽經、肝經

【人為循行法】

雙手拇指壓中指端中衝穴，如圖 169，將雙手拇指、中指端抵在乳外 1 寸天池穴，肘部向體外，如圖 170，雙手肘部下墜，上臂挾胸側，前臂向上，掌心相對，如圖 171。

向頭頂上舉，上臂在耳旁，掌心相對，指尖向上，如圖 172，通心包經。

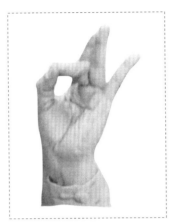

圖 169

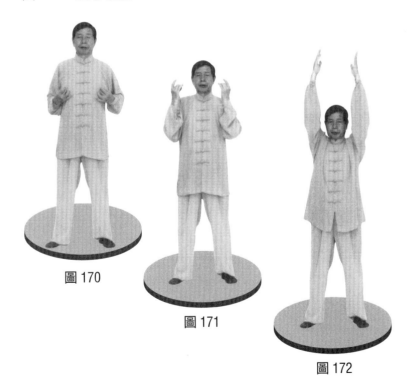

圖 170

圖 171

圖 172

拇指壓無名指外側甲後關衝穴，如圖 173，轉臂，使掌心斜向外上方，指尖斜向內上方（即略坐腕），如圖 174。

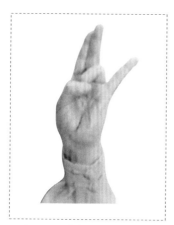

圖 173

雙手側平展，掌心斜向外下方，指尖斜向外上方，如圖 175，通（10）三焦經。

勾手，使掌心斜向內下，指尖斜向外下。雙手體側落下，中指對褲縫。當雙手下落到 45°時，身體略下蹲，如圖 176，手中指落腳外踝前，再朝足四趾（足竅陰穴）前移，如圖 177，通（11）膽經。

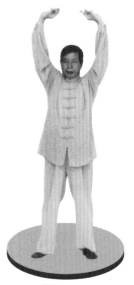

圖 174

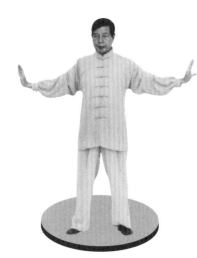

圖 175

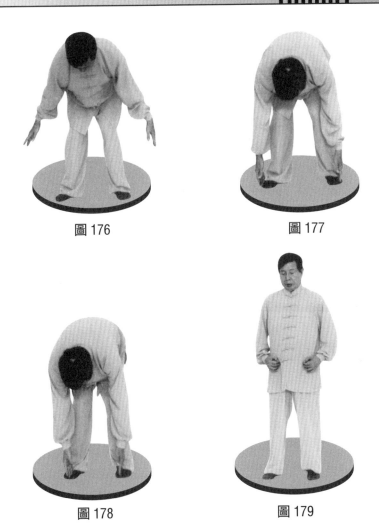

圖 176　　　　　　　　　圖 177

圖 178　　　　　　　　　圖 179

　　中指抵足大趾內側甲後大敦穴，如圖 178。摸腳背內側，經腳內踝前，到腿內側正中，雙手五指併成「一」字，指端抵腿內側正中（肝經），沿腿內側正中上摸，到大腿根部，約腹股溝下 1/3 處、任脈旁 2.5 寸的急脈，如圖 179。

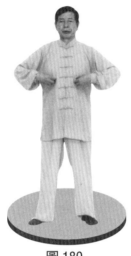

圖 180

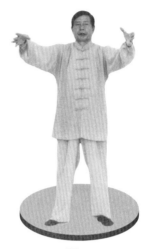

圖 181

再向上摸腹股溝、腹部邊緣，到乳下第六肋（乳下最後一根肋）陷中的期門穴，如圖180。

此時雙手變貫氣手，片刻，雙手前甩，如圖181，通（12）肝經。甩手時手形同在大包穴的甩手。

做 3 次，也可多做。之後雙手回歸下丹田，如圖182（即右手疊左手背，勞宮穴重疊，對準並覆於下丹田。女子左手在外）。接十二正經循行。

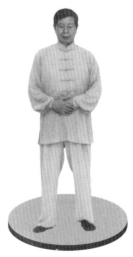

圖 182

膽經、肝經循行，還有另一種方法。

膽經：在雙手側平展後，勾手，雙手側落下，身體不下蹲，中指貼褲縫後，雙手朝足四趾前移，到足四趾上方，中指指足四趾（足竅陰穴）。

肝經：雙手中指指足大趾內側甲後大敦穴，摸腿內側正中上行，到腹股溝，中指按任脈旁 2.5 寸的急脈（按急脈時，其下面，腿內側正中，以至足大趾內側大敦穴；其上面，腹部邊緣、乳下期門穴有感覺）。從急脈向上的方法同上，略。

附：

在三焦經循行時，可加六字訣 xī（嘻）。肝經循行時，可加六字訣 xī（噓）。做法如下：

當雙手上舉頭頂，拇指壓無名指外側甲後關衝穴，轉掌心向外，開始向側平展時，可念（或默念）xī（嘻）。聲音拉長到雙手側平展完成時結束。

xī 為牙音。發聲時吐氣，因此，發聲時，舌尖輕舐下齒，嘴角略後引上翹，上下槽牙輕咬合，氣從槽牙邊的縫隙中呼出。

當雙手在乳下期門穴，開始向前甩時，可以念（或默念）xī（噓）。聲音拉長至甩手完畢時結束。可以調理肝臟，促肝經導通。

xī 屬牙音。發音時吐氣，因此，在發音時，嘴角後引，上下槽牙平對，略有間隙，槽牙與舌邊也有縫隙，氣從這些空隙中呼出。

第 九 節

11. 十二正經循行

雙手上提，經腹、胸，到肩窩中點，食指壓拇指外側甲後少商穴，中指按中府穴。雙手前上舉，伸直。掌心相對，指尖斜向前上方。拇指壓食指外側指甲後商陽穴，轉臂，變掌心向前下方。中指對準足二趾，雙臂前平落，片刻，雙手下落並前彎腰，中指端指足二趾（厲兌穴），掌心向大腿正面。雙手中指指足大趾外側甲後隱白穴，掌心向外。雙手摸腳內側、腿內側前緣（或按衝門穴），腹、胸外側（腹胸第三側線），到肩窩下方周榮穴，走胸側，到大包（前經循行）。

雙手拇指壓小指內側甲後少衝穴，中指指腋中心極泉穴，雙手側平展，掌心向下，指尖向外。拇指壓小指外側指甲後少澤穴，轉臂，變掌心向前，雙手屈肘回收，中指按耳屏前聽宮穴，再按內眼角睛明穴，過頂旁開，下後腦、後頸，到大椎外下方大杼穴。

雙手經肩、胸、腋下，到後背上方，按脊柱旁 1.5 寸處，直下摸，經臀部、大腿後面，下蹲，續下摸，到腳背外側，朝足小趾至陰穴前移，中指指足小趾，轉掌心向後，中指指腳背（腳底湧泉穴上方），摸大腿內側後緣（或按橫骨），下小腹任脈旁 0.5 寸（橫骨處）上行，到胸口幽門，外拐任脈旁 2 寸的步廊穴，續上摸至天突外下方凹陷處的俞府穴（橫骨到俞府，稱為腹胸第一側線，後經循行）。

　　雙手拇指壓中指端中衝穴，中指抵乳外 1 寸天池穴，上舉頭頂、掌心相對。指尖向上。拇指壓無名指外側甲後關衝穴，轉臂，掌心斜向外上方，指尖斜向內上方。雙手側平落，掌心斜向外下方，指尖斜向外上方，腕高與肩平。片刻，勾手，使掌心斜向內下方，指尖斜向外下方。落體側，同時下蹲，中指抵腳外踝前。雙手朝足四趾（足竅陰穴）前移，中指端指足四趾。掌心相對。中指指足大趾內側指甲後大敦穴，摸腳背內側、腿內側正中上行（或按急脈），摸腹股溝，腹部邊緣，到乳下第 6 肋陷中期門穴（中經循行）。雙手回歸下丹田。

　　參閱「循經按摩操」圖 55。

　　做 3 次。第二、三次開始，直接從下丹田上肩窩。第三次畢，雙手回歸下丹田，見圖 182。略待片刻，雙手落體側。可以接做循經按摩操的「練體養生部分」，從揉球貫氣開始，直到調理收勢。

　　注：

　　可以專門做六字訣操，做法是前經循行、後經循行、中經循行分別在相應地方加入六字訣，每組循行 6 次，中經循行做完第 6 次後，做十二正經循行 1 次。

參考文獻

　　1. 殷永洲・速成硬氣功與金剛點穴術・廣東科技出版社，1990

　　2. 北京中醫學院編，針灸臨床取穴圖解・人民衛生出版社，1968

表 1　十二經脈子午流注表

	前（前經）				後（後經）				中（中經）			

十二經脈流注路線（由經脈名稱與穴位表示）：

- **肺（1）**：中府（肩髃）—胸—內側—手—外側—手指—少商（拇指）／少商（拇指內）
- **大腸（2）**：迎香（鼻翼旁）—臉—外側—手—內側—手指—商陽（食指）
- **胃（3）**：承泣（下眼眶）—臉—第二側線—胸—腹—正面—腿—腳趾—厲兌（二趾）
- **脾（4）**：大包（胸側）—胸—腹—內側—腿—腳趾—隱白（大趾內）；衝門
- **心（5）**：極泉（腋窩）—胸—內側—手—側—手指—少衝（小指內）
- **小腸（6）**：聽宮（耳屏）—臉—外側—手—側—手指—少澤（小指外）
- **膀胱（7）**：睛明（內眼角）—臉—後背—腰—後面—腿—腳趾—至陰（小趾）
- **腎（8）**：俞府（天突外下）—胸—腹—橫骨—腰—後面—腿—腳趾—湧泉（腳心）
- **心包（9）**：天池（乳外一寸）—胸—內側—手—側—手指—中衝（中指端）
- **三焦（10）**：絲竹空（眉毛外端）—臉—外側—手—側—手指—關衝（四指）
- **膽（11）**：瞳子髎（外眼角）—臉—胸—腹—外面—腿—腳趾—竅陰（四趾）
- **肝（12）**：期門（乳下）—腹—內側—腰—外面—腳趾—大敦（大趾外）

經脈序號	1	2	3	4	5	6	7	8	9	10	11	12
經脈	肺	大腸	胃	脾	心	小腸	膀胱	腎	心包	三焦	膽	肝
	寅	卯	辰	巳	午	未	申	酉	戌	亥	子	丑
	3—5	5—7	7—9	9—11	11—13	13—15	15—17	17—19	19—21	21—23	23—1	1—3

注：前、後、中是手，腿從左右方向分成三部分的位置，細線是陰經、粗線是陽經。

表 2　前、後、中經關係表

	手　經				足　經				
胸	手內側	手指	手外側	頭臉	體、腿前後外	腳	腿內側	腹內側、體前	胸

前面部分前經
手內側前經 肺 → 手外側前經 大腸經 → 體、腿前經 胃 → 腿內側前 腹胸外側 脾經 → 圖 56 中點線

後面部分後經
手內側後經 心 → 手外側後經 小腸經 → 體、腿後經 膀胱經 → 腿內側後 腹胸內側 腎經 → 圖 67 中點線

中間部分中經
手內側正中經 心包 → 手外側正中經 三焦 → 體側、腿外側經 膽 → 腿內側正中 腹部邊緣 肝經 → 圖 72 中虛線

表3　循經按摩操

發動氣機		預　備			19	托天壓地
發動氣機	1	放　鬆		關節運動		
發動氣機	2	拉　氣	練　手		10	揉球貫氣
發動氣機	3	左右轉身	練　手		11	抱球轉腰
循經按摩				側鶴點水		
按揉任督	4	按摩任督	練　頸	12		左右望月
按揉任督	4	任督導引	練　頸	12		望跟震動
按揉任督	5	中脈導引	練　肩	13		鬆臂轉肩
按揉任督	5	中脈導引	練　肩	13		掄臂拍打
按揉穴位	6	臉　部		14		旋轉腰胯
按揉穴位	6	胸　部	練　腿	15		四向轉膝
按揉穴位	6	手　指	練　腿	15		
按揉穴位	7	指趾貫氣	練　腿	16		旋轉腳腕
按摩手經	8	按摩手經		17		四方踢腿
按摩手經	8	手經導引				
按摩足經	9	胃脾經（前經）按摩	震　動	18		直　震
按摩足經	9	胃脾經（前經）導引	震　動	18		
按摩足經	9	膀腎經（後經）按摩	震　動	18		鬆　震
按摩足經	9	膀腎經（後經）導引		20		鬆　動
按摩足經	9	膽肝經（中經）按摩		20		
按摩足經	9	膽肝經（中經）導引				收　勢

經 脈 行 操

發動氣機		預　備
	1	放　鬆
	2	對掌拉氣
	3	左右旋轉
經脈循行部分		
任督循行	4	按摩任督脈
		任督循行
按揉穴位	5	臉　部
		胸　部
		手　指
		按揉 9 穴
	6	拍打經脈
十二正經循行	7	（一）分部循行 前經循行
		後經循行
		中經循行
		（二）12 正經循行

國家圖書館出版品預行編目資料

循經通脈健身操／鄧華岳　編著
——初版，——臺北市，大展，2010〔民 99 .02〕
面；21 公分 ——（養生保健；36）
ISBN　978－957－468－728－2（平裝）
1.氣功　2.十二經脈　3.健身操　4.養生
413.94　　　　　　　　　　　　　98023091

循經通脈健身操

編　　著／鄧　華　岳
責任編輯／盧　　　靜
發 行 人／蔡　森　明
出 版 者／大展出版社有限公司
社　　址／台北市北投區（石牌）致遠一路 2 段 12 巷 1 號
電　　話／（02）28236031・28236033・28233123
傳　　眞／（02）28272069
郵政劃撥／01669551
網　　址／www.dah-jaan.com.tw
E－mail／service@dah-jaan.com.tw
登 記 證／局版臺業字第 2171 號
承 印 者／傳興印刷有限公司
裝　　訂／建鑫裝訂有限公司
排 版 者／弘益電腦排版有限公司
授 權 者／北京人民體育出版社
初版 1 刷／2010 年（民 99 年）2 月
　　　　　　　　　　　　　定　價／180 元

●本書若有破損、缺頁請寄回本社更換●

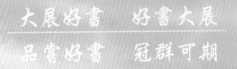
大展好書　好書大展
品嘗好書　冠群可期

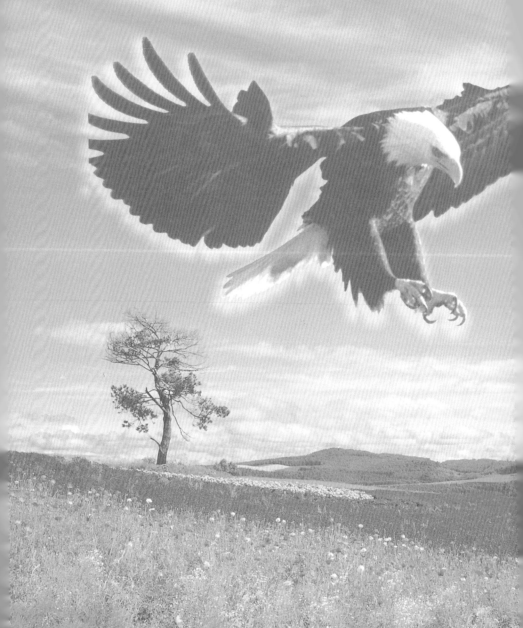

大展好書　好書大展

品嘗好書·　冠群可期